¿INCURABLE?

¿INCURABLE?

SUPERA EL DIAGNÓSTICO Y RECUPERA TU SALUD.

MAYRA DAMARIS VASQUEZ SERRANO

NOTA AL LECTOR

Este libro fue escrito para ti, para que puedas ver la luz que habita de ese diagnóstico que recibiste que te auguraba lo peor, este libro quiere recordarte que nadie (por más científico que parezca) puede darte un pronóstico certero sobre tu vida, sobre tus relaciones, sobre tus finanzas, pero sobre todo nadie puede predecir ni asegurarte con certeza lo que sucederá con tu salud, física, mental y espiritual. Hoy te invito a creer más en ti, que en los conceptos externos, hoy te invito a creas que es posible curar lo que hoy te dijeron que era INCURABLE, y recordar algo que tú ya sabes: Incurable es curable desde adentro.

En este libro encontraras la ayuda para encontrar un diagnóstico real, un diagnóstico que te ayude a comprender que es lo que realmente esta ocurriendo con tu vida y con tu salud. A través de mi experiencia personal, aprenderás herramientas para conectarte de nuevo con ese poder de curación que ha habitado siempre en ti. No será un viaje fácil, pero te aseguro que será un viaje enriquecedor, que requerirá eso sí, de la responsabilidad de asumir las riendas de tu vida.

No es una obligación sanarte, pero si dejar de sufrir, entender porque has creado esta realidad que no te gusta, entender que si lo decides ahora mismo puedes aceptarla y así mismo empezar a sanar.

Te acompañare también a entender un poco sobre nuestro apego a la vida, nuestro miedo a la enfermedad, y nuestra falta de aceptación sobre nuestra fragilidad y al mismo tiempo grandeza como humanos.

Creo en ti, así como un día decidí creer en mí, creo que en ti habita el más grande poder de autosanación, creo que eres capaz de transformar todo lo que eres en magia, salud, relaciones maravillosas, finanzas saludables, y una vida que no venga por partes sino como un todo maravilloso que mereces disfrutar.

Creo firmemente en ti, creo en tus células y la sabiduría de cuerpo y de tu ser, ¿sanamos juntos?

AGRADECIMIENTO

A Caro por haberme escogido como su hermana en esta tierra, por haberme enseñado sobre la aceptación, y el verdadero camino de la sanación...su amor, su vida y su transcendencia siguen guiando hoy mi vida.

INDICE

CAPÍTULO 1:
COMO TODO COMENZÓ.

"Donde esta tu miedo
ahí está tu tarea"

Carl Jung

Son las seis de la mañana de un día soleado que promete ser muy hermoso. Vivo en Bogotá, la capital del bello país en donde me correspondió nacer. Me vine hace unos años a vivir aquí desde mi ciudad natal.

Sin embargo, tal vez no pueda disfrutar de este día soleado. Estoy debajo de mi cobija rosada, tratando de mover mis brazos para acomodarla mejor. De repente algo me anima a pararme, tal vez hoy si lo logre, así que me animo a poner los pies en el suelo, es el momento que más temo del día, es el momento donde puedo corroborar si he amanecido bien o si será de nuevo un día difícil para mi cuerpo y por lo tanto para mí, es la espera de la sentencia de si ese día será permitido moverme.

"Esto", como se llame, me viene ocurriendo desde hace varios meses. Los síntomas empezaron con dolores en los pies, un dolor, e inflamación grande en la muñeca derecha, en otros días con la presencia de dolor también en la pierna derecha. Son varios los dolores "ocasionales" a los cuales decido inicialmente no prestarles atención. A veces solo pensaba que había dormido mal, que estaba estudiando mucho, o simplemente había puesto mal mi cuerpo al tomar una siesta. Sin embargo, estos se fueron incrementando, ahora se hacían presentes todos los días, ahora dolía mucho más, tanto que en varias ocasiones el solo intentar subir los brazos para peinarme significa el más grande logro.

Y así empieza a tocar la enfermedad todos los aspectos de tu vida, como si fuera la tinta que empieza a mancharlo todo. Empiezan los días de incapacidad en la universidad, los días en que ya no anhelaba salir de la cama, días en que ya los deseos de mi juventud se limitan a solo poder si quiera dar unos pasos sin dolor.

Con orgullo había entrado en la Universidad Nacional de Colombia hacía tan solo unos años y estudiaba química farmacéutica, la carrera de las pócimas de sanación y de amor, como la llamaría más adelante. Era una carrera difícil, muchos trabajos, mucha química, farmacología, mucha ciencia y mucha exigencia. Había avanzado ya en mi carrera con dificultad, pero no tantas como las que me esperaban este año.

¿De dónde vengo? ¿Por qué estoy viviendo esta situación?

Vengo de una hermosa región, Boyacá en Colombia, exactamente, Duitama, una región que amo y que hizo mucho de lo que soy hoy; una región que añoro, un hogar que añoro precisamente desde esta cama fría, vacía y sin mucha esperanza, una región llena de duraznos de puntica, o como los llaman en el mercado: el rey negro (mi fruta favorita).

Soy consciente que llevo mucho tiempo descuidando mi salud, soy consciente que hace mucho me desconecte de mi cuerpo, que solo le pido cosas, pero no retribuyo de la misma manera todo su esfuerzo. A pesar de ser consciente de que no lo he alimentado como "debería" ser, a pesar de que no he hecho el suficiente ejercicio, sé que algo más está sucediendo, pero aún no logro comprender el trasfondo de todo. Tengo solo diecinueve años y no entiendo por qué me estoy sintiendo tan deteriorada, no entiendo por qué cosas como peinarme, ponerme los zapatos y cosas que antes eran tan sencillas como comer o cepillarme los dientes se están volviendo más difíciles. Ahora parece que la palabra dolor e incapacidad gobernaran mi vida. En mi región nos enseñan a ser fuertes, a ser berracos, como se dice en Boyacá, a ser capaces, a no quejarnos, pero ahora es inevitable hacerlo.

¿Qué puede estarme pasando entonces? Se que mis articulaciones y músculos son los que están llamando la atención, empiezo por Google, y su dramatismo, además de las mil pócimas y remedios naturales y medicamentos para dolores como los míos, testimonios, fórmulas mágicas, supuestos de enfermedades crónicas y huérfanas. Todo un arsenal para divertirte toda la tarde con el apocalipsis de tu salud...Por supuesto, como estudiante de Química Farmacéutica pienso en los posibles diagnósticos clínicos, así como las posibles alternativas de tratamiento.

Se que necesito un diagnóstico, un profesional que me guíe, exámenes y médicos alopáticos a los que no me ha gustado nunca visitar, sin embargo, sé que es hora de pedir ayuda y saber clínicamente que esta ocurriendo. Es así como empiezo a visitar a muchos profesionales, médicos generales, reumatólogos, médicos especialistas, los mejores en sus ramas. Empieza un camino desgastante con diagnósticos de todo tipo, fibromialgia, lupus, artritis, miositis...y muchos más que ahora no quisiera siquiera recordar, (nombres que será la primera y única vez que citare en el libro, y luego entenderás porqué), todos coincidiendo en el punto más crítico, tenía una enfermedad autoinmune, "mi cuerpo se estaba atacando a sí mismo", todos coincidiendo en que tenía a partir de ese momento una sentencia, tenía una "enfermedad incurable", y tenía que empezar a aprender a vivir con ella.

El concepto de "incurable"

¿Quién pudiera haber creado tal definición para una condición de salud? "Incurable", según la Real Academia de la lengua española, *significa que es algo que no se puede curar o sanar, que es muy difícil de curar, o algo que no tiene enmienda o remedio.*

Como alguien puede entonces, atreverse a decirme que lo que tengo es "INCURABLE", ¿incurable bajo el concepto de quien o bajo el concepto de que medicina o ciencia?, ¿desde qué punto de vista hoy seguimos asegurando que alguien tiene una enfermedad incurable?, pareciera, una sentencia de muerte pareciera también una sentencia de lo que debería ocurrir conmigo o contigo de ahora en adelante.

Me diagnosticaron, una enfermedad autoinmune "incurable" una enfermedad donde tus células parecieran no reconocerse entre sí y se empiezan a atacar unas a otras, generando daños en tejidos, en articulaciones, en órganos y mucha inflamación y dolor.

Se que muchos me pueden decir, que es la "ciencia" la que está determinando que enfermedades son incurables, que es la "ciencia" la que esta determinando que tu hipertensión siga siendo esa enfermedad crónica, es la "ciencia" la que está afirmando que tu diabetes va a estar presente de acá hasta el día de tu muerte, o tu hipotiroidismo, o tu tendencia al cáncer que ya superaste o tu tendencia al sobrepeso, es la misma "ciencia" que un día condeno a cadena perpetua a Galileo Galilei por afirmar que la tierra no era el centro del universo , es la misma ciencia que hoy se transforma y encuentra nuevas tecnologías, nuevos descubrimientos de partículas, es la misma ciencia que hoy explica que nuestras emociones tienen un efecto real sobre toda la bioquímica de nuestro cuerpo, y por lo tanto sobre nuestra salud y nuestra enfermedad, pero al mismo tiempo es la misma ciencia que no puede explicar como una persona logra recuperar su estado completo de salud aun cuando el pronóstico era una vida llena de medicamentos, exámenes, controles, restricciones y malestares.

Me forme como una química farmacéutica, una científica, creo firmemente en la ciencia, y en su capacidad de demostrar y describir cosas que hasta el momento eran intangibles, creo que plasmar en datos, hechos y evidencias nuestras pruebas y análisis nos han dado herramientas valiosas como sociedad, pero también considero a esa misma ciencia, cambiante, variable, susceptible de ser modificada, investigada, esa es para mí la verdadera ciencia en la que debemos afirmarnos, aquella abierta, aquella que yo sabía que existía dentro de mí, aquella que podría empezar a darle más sentido a todo lo que estaba sucediendo en mi vida y en mi cuerpo.

La farmacéutica y los medicamentos

Una de las sentencias más determinantes que se entregan en conjunto con esos diagnósticos, es la "obligación" de empezar a consumir un tratamiento completo basado en medicamentos, tratamiento que deberá extenderse para toda la vida, ya que estos medicamentos me van a ayudar a que los síntomas no sean tan agresivos, así es, solo trataran los "síntomas", no me curaran. Y aunque nos hayamos acostumbrado a que esa es la manera como tratamos en pleno siglo XXI las enfermedades, es decir tratando los síntomas y no la causa raíz, no deja de parecer ilógico para mí, solo callar mi cuerpo para que las células que andan en su conflicto de identidad atacándose unas a otras, solo sean adormecidas, y de esta manera también gracias a los medicamentos inmunosupresores también me quede sin células en mi sistema inmunológico que me defiendan de infecciones, virus y demás alergenos externos.

En ese momento, soy consciente por mi profesión, que los medicamentos de este tratamiento "vitalicio", a mediano y largo plazo me van a causar seguramente efectos secundarios serios en mi salud. Empiezan entonces a llegar nombres de principios activos y medicamentos que solo había visto en los libros de farmacología, cajas y autorizaciones médicas, cajas y más cajas de corticoides, de cloroquina, de metotrexato, y de unos cuantos más para evitar que al corto y mediano plazo mis células siguieran haciéndose daño.

Si has sido paciente de una enfermedad crónica o autoinmune recordaras que se vuelve incluso confuso saber y recordar horarios que te han puesto para algunos medicamentos, que unos con el estómago lleno, que otros con el estómago vacío, que otros en la noche y otros en la mañana...nadie te habla a los ojos, nadie te dice que estarás bien, nadie te habla de efectos, parece que es algo normal empezar a "medicamentalizar" a todos, y que no hay más solución que esta. Nadie pregunta dónde queda la persona, donde estas tu y donde estaba yo, escuchando algo completamente nuevo para una mujer de tal solo diecinueve años que aún no entendía lo que le estaba sucediendo.

Un día luego de que alguien con mucho amor reclamara mi primer arsenal "terapéutico", decidí observar con atención las hermosas tabletas de diferentes tamaños y colores, las deposite en un frasco de vidrio transparente, y casi con la misma determinación y seguridad con la que me eran prescritos todos estos medicamentos, decidí negarme a consumirlos, dentro de mí me negaba a entregarle el poder de mi vida a unas tabletas grandes y chiquitas, dentro de mí me negaba a creer que esos medicamentos realmente fueran el camino. ¿El camino a qué?, no lo sé, ¿a sanar?, ¿a empeorar?, ¿a perder ahora si por completo mi movilidad?, en este punto aun no lo sabía, pero decidí defender mi libertad de no dormir mi cuerpo y hacer que el mismo me mostrara el camino. Sabia que esta decisión me iba a costar muchísimo, que traería consecuencias que aun conservo en algunas partes de mi cuerpo, pero estaba dispuesta a arriesgar todo esto por una verdad real, por un camino que no me llevara a la resignación sin acción.

No estoy invitándote con esta posición a abandonar tu medicación, ni el tratamiento que llevas por meses o por años. Yo decidí ese día que no iba consumir esta "tecnología" que médicos y químicos farmacéuticos ponían en mis manos y eso me implico asumir la responsabilidad de hacer algo más, de tomar acción urgente en otros caminos, de darme cuenta como en mis manos se empezaba a notar las alteraciones de mis dedos, como en mis tejidos articulares se había empezado a causar un daño inevitable. No consumir un medicamento implica una responsabilidad enorme sobre lo que vas a hacer con respecto a tus síntomas y a tu enfermedad, implica tal vez asumir su uso solo por unos días o semanas mientras tu cuerpo y tú mismo logran encontrar mas soluciones u otras alternativas en realidad curativas, realmente sanadoras y con menos efectos secundarios.

En ese punto de mi vida y hoy lo sigo ratificando, creo que los medicamentos deberían ser usados para tratar condiciones agudas y no condiciones crónicas de salud, que deberían ser usados para darnos el tiempo de buscar de manera más armónica y saludable una alternativa que nos sanara, o que mantenga al margen nuestros síntomas como el dolor, mientras seguimos transitando con responsabilidad el camino hacia nuestra sanación.

Es por ello, que decido con toda la valentía, miedo y también imprudencia, decirle al médico que me trataba en ese momento, que no voy a seguir la terapia farmacológica, que no voy a consumir esos medicamentos, que no lo voy a hacer porque no veo que realmente sean la solución a lo que está sucediendo en mí. Me niego entonces a incorporar en mi vida cualquier tipo de medicamento, de síntesis o biológico o biotecnológico, incluso cualquier tipo de analgésico, en ese momento un poco más por ego que por sabiduría, pretendiendo que yo sola como química farmacéutica, como estudiante de química farmacéutica, pudiera encontrar la solución.

¿y entonces, quien soy?, ¿soy un diagnóstico? ¿quién me define?

Entonces, puedo recordar observarme casi desde afuera, moviéndome con mucha dificultad, viendo en mi vida una sentencia de un diagnóstico incurable, pero además acabando de rechazar la única solución que puede darme la medicina que conozco y que con tanto empeño he estudiado.

Quisiera decirte en este punto, que luego de estas decisiones me empodero y pump, milagrosamente logro sanar... pero no es así, cuando ni siquiera la medicina logra ponerse de acuerdo en un nombre específico para lo que tienes, cuando ves a tus compañeros de universidad caminar con facilidad, salir de rumba y ver como parecen disfrutar la vida sin más problemas que las notas universitarias, te preguntas: ¿Por qué yo?, ¿Por qué yo? Por ¿por qué yo?... sé con certeza absoluta que también te has hecho esta pregunta, en muchas situaciones en donde no entiendes porque están llegando esas pruebas a tu vida, sé que algún día todos hemos sentido que esa prueba, que ese diagnóstico, que esa situación de pareja, que ese problema con nuestros hijos, nos supera, tal vez es el momento de mayor soledad que hayamos podido experimentar. Saber que hay muchos afuera que sabes que están, pero que no entenderán en lo más mínimo todo lo que estas viviendo. Bueno, así tal cual, me sentía yo, perdida y casi vencida.

En ese entonces, recuerdo haber asistido a muchos especialistas, muchas revisiones, muchos exámenes, muchas "conclusiones" sobre mi situación de salud, cada una de ellas diferente, cada una con un diagnóstico sofisticado diferente, cada una de estas visitas con un nombre diferente para lo que tengo de "ahora en adelante en mi vida", según ellos. Si hoy me los preguntas tal vez recuerde algunos nombres que hoy no tienen poder para mí, pero que en ese entonces pudieran haberme enterrado en vida, sino hubiera tomado la segunda decisión más importante en este proceso: no dejarme clasificar, no dejarme identificar con un diagnóstico.

Empiezo entonces a no casarme con el diagnóstico, no identificarme con él, ni permitir que nadie me identifique con él, ni la enfermera, ni el del laboratorio clínico, ni la recepcionista, ni mucho menos el médico, "yo no soy un diagnóstico, yo soy un ser humano, soy un SER independientemente de todo esto, y eso que usted hoy determino en unos exámenes y dictamino que tengo, solo es un instante de mi vida, no define mi pasado, no define mi presente, no define mi futuro y mucho menos define lo que soy".

Escucho hoy a muchos pacientes que hablan de su diagnóstico como si fuera su identidad. Entonces, dicen "soy diabética", "soy hipertensa" o "tengo el síndrome de X", (dependiendo del síndrome de moda en ese instante). Si, cada una de esas personas, pudieran entender la creación que hace en su vida esa palabra, ese diagnóstico cuando permiten que alguien, y peor aún que ellas mismas se definan con este.

Si pudieras entender que cada vez que repites que eres "diabética", "hipertenso", "epiléptico", estas creando una y otra vez, porque tu palabra y tu presente es lo único que tienes en ese momento y ese es el futuro que estas creando, esa identidad de ese diagnóstico que te estas repitiendo todos los días. Así mismo cada vez que tu familia lo repite, o cuando le dices a tu ser querido que no puede hacer determinada actividad, o comer algún alimento porque es X...y va de nuevo el diagnostico enredándose con tu identidad, un diagnóstico que nada tiene que ver con tu estado de salud en ese instante y mucho menos con lo que en realidad eres.

Yo decidí ese día que no me iba a autoclasificar, ni iba a permitir que la medicina alopática ni ninguna medicina me clasificara como una mujer con determinada enfermedad o como una mujer que tenía el síndrome tal o como una paciente con un diagnóstico para toda la vida. Ese día decidí que ni siquiera mi familia me etiquetara, yo no era ese síntoma, yo no era esa enfermedad, incluso yo no era solo ese cuerpo que estaba con la incapacidad de moverse, yo no era ese diagnóstico lleno de dolor, sí, yo era algo mucho mas eterno que ese diagnóstico "temporal".

Si ya sabía que no era, esto podría considerarse un buen punto de partida para saber lo que si era. Tal vez el hecho de no etiquetarme a mí misma en una condición o en un diagnostico fue una de mis decisiones más acertadas, porque fue empezar en la búsqueda de lo que realmente era yo, de lo que realmente era esa mujer a quien habían nombrado Mayra Damaris. Yo no era ese instante, yo no era la estudiante de química farmacéutica, incapaz de asistir a sus prácticas de laboratorio o incapaz de peinarse, yo no era la novia de..., o la hija de..., yo no era unas cifras de sangre, no, yo no era esa. Yo sabía que yo era algo diferente, yo era algo más que los demás no iban a poder definir.

Avanzo entonces sin querer asumir ese diagnóstico, pero, sobre todo, sin querer etiquetarlo en mi vida. Sin embargo, eso no hace que los síntomas disminuyan, por el contrario, todo sigue aumentando, los días pasan y sé que la enfermedad está tomando más fuerza. Entiendo que hay una búsqueda interior que tengo que hacer, pero mi vida se empieza a deteriorar más y más a tal punto que hay días en los que el solo tomar un alimento me cuesta, porque la inflamación en mi mandíbula empieza a aumentar.

¿Puedes tu imaginar cuántas partes de nuestro cuerpo tienen articulaciones? Bueno, ten en cuenta que cada una de esas partes del cuerpo te duelan sin tregua, incluso donde no sabias que había articulación, allí también dolía. Y cuando duele, no tienes otra cosa en que pensar sino en el dolor.

Cuando la enfermedad toca a tu puerta de una manera tan intempestiva como me sucedió a mí a los diecinueve años, empieza a deteriorarlo todo, porque ahora las sonrisas que estaban en tu rostro ya no existen, porque ahora las ganas que tenías de ir a la universidad donde habías querido estudiar ya no están, porque la motivación de estudiar la profesión que siempre quisiste estudiar ya no existe, porque la relación de pareja que había cultivado ya no la quieres tener y tal vez esa persona tampoco quiera estar al lado de una persona con la tristeza y con la rabia que venía almacenada en mí. Todo, todo empezaba a derrumbarse por una enfermedad que aún no entendía para qué había llegado, que aún no entendía por qué había llegado a mí y que aún no entendía su mensaje.

¿Ahora solo quedaba preguntarte además de por qué yo?, quien soy yo?, ¿qué es lo real, que es lo realmente importante en mi vida?

Si alguien de tu familia o tu están viviendo una situación difícil de salud, solo entiende que tal vez, solo tal vez hoy no quiera sonreír, hoy no quiere hacerse el fuerte, hoy solo quiere saber que estas allí entendiendo ese reto de su vida, respetándolo, no etiquetándolo, y confiando en que encontrara el camino que sea mejor para él. Si ese eres tú, ten aun mayor benevolencia, como si la estuvieras teniendo con el ser querido más importante de tu vida. No siempre somos fuertes, no siempre somos capaces, no siempre estamos sanos, sin embargo, reconocerlo es lo que nos hace realmente grandes.

Ejercicio de Identidad y creencias.

1. *Toma una hoja de manera horizontal y divídela en dos columnas. Empieza en la columna de la izquierda haciendo un listado de todas las etiquetas con las que te identificas, profesiones, roles, diagnósticos y creencias que has instaurado en ti o que has permitido que alguien más instaure.*

Te daré varios ejemplos que pueden guiarte:

Soy (profesión)__________

Soy una persona con una enfermedad ____________

Soy una persona que siempre tiene _______ relaciones

Soy una buena/mala hija

Soy el/la novio(a), el/la esposo(a), la mamá/el papá de_________

Soy el/la dueño(a) de...

Soy el/la que estudio...

Soy el/la gerente, coordinador(a), empleado(a) de_____________

Y continúa escribiendo todas aquellas personalidades, enfermedades, roles, diagnósticos, con los que te has identificado por años.

2. *Toma cada una de las etiquetas, roles, creencias y en la segunda columna, al frente de cada una de ellas, escribe mientras repites en voz alta: Soy libre de ser lo que quiero ser, soy libre de esta etiqueta, soy libre de esta creencia.*

Cierra los ojos, respira profundo y acepta darte este nuevo comienzo, a partir de ahora eres una hoja en blanco para reconectarte con lo que realmente si ERES, para reconectarte con tu SER.

CAPÍTULO 2:
EL CAMINO DEL DOLOR Y LA RESPONSABILIDAD.

La enfermedad crónica solo es un aviso de que la vida que llevas no está en sintonía con tu alma.

Mayra Vasquez

Han pasado varias semanas desde que los síntomas no han cedido, hay días buenos, hay días malos, hay días en los que puedo levantarme de la cama, hay días en los que no. Hay días en los que puedo sonreír muy poco, la mayoría están llenos de malgenio, de rabia con el mundo y con la vida. Tengo de nuevo una visita que no me gusta, una visita que hubiera querido aplazar, una nueva visita al médico seguramente para corroborar si cambié de opinión y empecé a tomar los medicamentos. Seguramente para que ratifique alguno de los diagnósticos a través de el sin número de exámenes clínicos que ahora debo tomarme todos los meses.

Ese día recuerdo asistir sola a la cita, el médico me revisa y e insiste y con razón, en la existencia de evidencia importante de una afectación de casi todo el cuerpo, el ataque de mis células contra ellas mismas, continua. Entiendo su preocupación mis manos ya empiezan a verse transformadas por la inflamación. Me pregunta si finalmente decidí empezar a tomar los medicamentos, a lo que contesto que no. El médico insiste con más firmeza y algo de furia diciendo, que si no me tomo los medicamentos me da seis meses para quedar completamente torcida en una silla de ruedas, por más duras que suenen, fueron exactamente estas las palabras que uso: "torcida" y "silla de ruedas", palabras que retumban en mi cabeza, las paredes blancas del consultorio empiezan casi a desaparecer en medio de mis ojos aguados llenos de rabia. Por supuesto que tengo miedo, mucho miedo de que su sentencia sea cierta, de que su sentencia sea la que dirija mi vida. Respiro, me levanto de la silla, mientras siento que nuestra relación ha terminado, para siempre. No contesto nada más, pero cuando estoy a punto de salir por la puerta, le digo: "Doctor, esta es mi historia, y yo aun puedo escribir algo diferente". Cuando cierro la puerta, encuentro una escalera cercana y esos escalones son testigos del miedo, la rabia, el dolor, pero también de la determinación. Sin saberlo ese médico provoca que me haga a mí misma, una de las promesas más grandes que me he hecho: buscar qué es lo que está ocurriendo de fondo, buscar la luz, encontrarle el por qué real a lo que me está sucediendo, hacer todo lo posible por construir mi historia lejos de ese pronóstico, pero sobretodo empezar de una vez por todas a hacerme responsable de mi vida y de lo que me estaba sucediendo.

Ese médico, no tenía ningún derecho de darme tal pronóstico, su diagnóstico era lo que yo necesitaba, no su pronóstico, no sus fuertes palabras prediciendo el futuro, que el claramente no conocía. Mas adelante pude entender, que esa fue su formación y que hizo lo mejor que en ese momento podía hacer. Tal vez más adelante me hubiera gustado invitarlo a bailar, pero entenderás y con razón, que borré desde ese día y para siempre, su nombre de mi memoria.

Hoy me acompañan en el camino varios médicos mujeres y hombres que honro con mi alma y corazón, siento que con ellos sané mucho la relación difícil que tuve con ese medico de ese momento. A todos ellos mi gratitud por sanar tal imagen, a todos ellos mi mensaje: Hermosos amigos de la salud no somos clarividentes, no somos pronosticadores del futuro, no lo sabemos todo, ni podemos determinar el futuro de alguien a pie juntillas, cada ser humano tiene un camino y unos aprendizajes, que no pueden ser controlados ni predichos por la medicina que hasta ahora conocemos, gracias por estar ahí, gracias por sus diagnósticos, gracias por cuidarnos, por alentarnos, por generar el ambiente propicio de curación, sin embargo al final, la sanación depende de cada ser humano, y de nadie más, suelten y confíen, siempre hay algo más grande, que muchas veces no podemos ver.

¿Yo puedo sanar mi vida?

En cada familia siempre hay un ser que llega primero a la información que sale de todos los paradigmas y preconceptos aprendidos, hay uno que despierta primero, hay uno que no come cuento y abre los ojos. En mi familia esa mujer fue una tía materna. De niña recuerdo haberle visto en su mesita de noche "Piense y hágase rico" de Napoleón Hill, así como las "Siete leyes espirituales del éxito" de Deepak Chopra, en audio libro que nos ponía a escuchar en vacaciones junto a todos los primos. Ella, la tía que escogió mi alma para mostrarme el camino que hoy recorro, sabe muy bien que, sin su rebeldía por el nuevo conocimiento, sin su búsqueda constante, no hubiera llegado a encontrar tantas respuestas hacia mi sanación. Ella, sin saberlo, llego con uno de los mejores regalos a mi vida, Louise Hay, con su libro: "Usted puede sanar su vida".

Empiezo a leer algo que para mí era completamente desconocido. En sus postulados ella dice que somos responsables de absolutamente todo lo que nos sucede, y entonces, siento rabia al leer esta frase. ¿Cómo es posible que yo misma me esté causando esta enfermedad? ¿Esta señora está loca?, ¿de dónde saca esto? Pero, como no tengo nada que perder, continúo mi lectura. Al final, cuando no tienes más esperanza, te aferras a cualquier luz posible que haya en el camino.

Por supuesto, una de mis primeras búsquedas se dirige a observar cuál es, según ella, la causa emocional de esta rigidez y de esta inmovilidad, en las articulaciones y en los músculos. Dice ella, que la rigidez, tiene mucho que ver con la rigidez mental, ser supremamente crítico contigo mismo y con los demás. Nunca me había cuestionado esto, tal vez nunca me había mirado tan sinceramente como lo hago en ese momento, mientras me pregunto ¿Hace cuanto no me doy el espacio para darme amor?, ¿Hace cuanto ni siquiera me digo una palabra amable o cariñosa?, ¿Hace cuanto llevo una vida para otros, siguiendo las expectativas de otros, sosteniendo o articulando lo que no es mi responsabilidad?

Louise dice en su libro que todo lo que pensamos, esta creando nuestro futuro, es decir creamos experiencias a partir de lo que sentimos y pensamos. Nos recuerda que cuando creamos paz y armonía en nuestra mente, la encontramos en nuestra vida... pero, me pregunto, ¿cómo crear tal armonía y paz cuando te duele todo?

El dolor, un gran maestro

La lectura muchas veces no puede continuar por el dolor, el detestado dolor, el que nunca queremos ver ni sentir. Todos hemos tenido situaciones con dolor físico y dolor emocional, sin embargo, hay procesos donde el dolor físico te incapacita de tal manera que no es posible seguir, o simplemente tomar una tableta y hacerse el loco. Si hay dolor, esta es una alerta de algo que no está funcionando bien dentro de mi cuerpo, es un aviso de una explosión interna de algo que estuvo acumulándose por un tiempo, es la válvula de escape que nuestro cuerpo busca para gritar emociones guardadas. Sin embargo, el dolor es tal vez, el único que logra traernos de manera innegociable al presente, y por eso mismo es el gran maestro que tal vez nos permite ver realmente donde estamos. Estamos de acuerdo que si duele es porque hay un aviso que no podemos ignorar, sin embargo, si duele mucho no podremos observar con claridad lo que esta ocurriendo, ni podremos enfocarnos en sanar, porque toda nuestra vida solo se volverá dolor y nada más.

En mi camino encontré personas muy valiosas que empezaron a entregarme regalos poderosos de vida, es como si la vida hubiera empezado a responder mis respuestas, con el solo hecho de pedir ayuda. Creo firmemente que en ese punto entendí, que sola no iba a lograr entender mi proceso ni mucho menos sanar. Entendí que tal vez uno de mis aprendizajes consistía es dejar mi orgullo y mi ego y empezar a pedir ayuda a las personas que sabían más que yo. Así llego a mi vida "La Doctora", un ser que había traído junto con su esposo la medicina biológica a Colombia, un ser que desde otra mirada me ayudaría en mi proceso de salud.

En las primeras consultas entendí que tenía un desbalance nutricional enorme, que me encontraba en desnutrición, aunque mi peso no lo reflejara de manera directa. También entendí que no tenía porque "sufrir" mas de lo que estaba sufriendo, que soportar dolor no me haría una santa, ni haría que mi proceso se hiciera más rápido y más admirable. Por el contrario, si seguía solo en el proceso de dolor constante, día y noche, no iba a poder dormir y tampoco enfocarme en llevar a mi vida, pensamientos, sentimientos, emociones y visualizaciones sobre el excelente estado de salud que quería para mí. Ese día ella me dijo, que entendía que no quisiera tomar medicamentos alopáticos, pero que podríamos buscar otras alternativas para calmar el dolor, de tal manera que pudiera no eliminar por completo la alarma ni adormecer la señal, pero si entregarme paz, armonía y la posibilidad de enfocarme en mi sanación. Acepté entonces y permití que con algunas de sus terapias y algunas tabletas magistrales disminuyéramos de alguna manera el dolor presente hasta ese momento.

No puedes sanar permaneciendo en el mismo estado emocional y físico todos los días porque solamente puedes llegar a ser aquello en lo que te conviertes desde ya y si todos los días eres dolor, todos los días vas a ser dolor, si quieres ser una persona funcional, se funcional al menos con tu mente, si quieres ser un ser humano que camina bien, compórtate como tal, intenta caminar sin cojear y derecho aunque te cueste un poco, si quieres sanar, ser una mujer delgada y atractiva, empieza a comportarte como tal, a comer como tal, a vestirte sintiéndote hermosa, si quieres sanar tu economía, empieza a comportante como una persona tranquila con el dinero y confiada de que el mundo tiene para ti una fuente infinita de recursos, administra bien lo que ahora tienes y la vida te confiara más...entonces si yo quería ser una mujer sana, tenía que empezar a comportarme como tal, empezando por empezar a sentirme mejor.

El manejo de mi dolor, en ese momento me permite estar más en contacto con la vida que hacía unos meses había dejado de lado, pude empezar, incluso a asistir a algunas clases, atender algunas de mis labores con mi carrera, a conectarme de nuevo con el estudio profesional de alquimista que había escogido para mi vida en ese momento. Cuando empiezo a manejar el dolor, empiezo a avanzar con una de las herramientas más bonitas para sanar y que hoy le recomiendo a todos mis pacientes y es: empezar a sonreír más.

Si hoy, mientras lees este libro estás atravesando un dolor de algún tipo, corporal, emocional, espiritual..., quiero decirte que entiendo por lo que estás pasando y quiero decirte que nadie más, ni siquiera la persona que más te ama, tu familiar más cercano, puede entender lo que estás viviendo. Entiendo que no puedes pensar en nada más que en ese dolor. Entiendo que a veces necesitas un medicamento, una ayuda farmacológica para atravesar eso que estás sintiendo. Si tienes a alguien cercano que esté pasando un dolor muy fuerte por cualquier enfermedad, acompáñalo, no lo juzgues y ayúdale a entender que ese dolor lo trae al presente, que tiene un sentido y un significado así no lo vea de inmediato. Es una señal que merece ser atendida, pero que no debe ensordecerte, no debe nublar tu visión, no debe hacerte desfallecer. Solo si la disminuyes un poco de manera responsable, pero sobre todo entendiendo que seguirás en la búsqueda del mensaje que te trae. No es adormecer, no es dormir la señal, es agradecer su llegada, aprender su manejo, y recibir su mensaje, aunque parezca que viene encriptado, tal vez el aprendizaje es pedir la ayuda que requieras para poder descifrar lo que te quiere decir.

Recuerda siempre dolor + resistencia = sufrimiento.

Tu curación y tu sanación requiere más de lo que se ve en la superficie.

Con la mente un poco más clara, y mejor estado de ánimo empiezo a buscar más ayudas y más herramientas, sé que si realmente quiero cambiar mi situación actual tendré que poner más de mi parte de lo que imaginaba. Recuerdo que no soy culpable de la situación que estoy atravesando, la culpa me desempodera y me tira al piso, en cambio me hago responsable de mi proceso, eso me da poder, me da esperanza, así no sepa cuál sea el resultado, hare la tarea, empezare a comportarme no como una persona enferma que tiene algunas restricciones, sino como una persona supremamente sana que solo quiere seguir cuidando su salud. La Doctora y varios libros consultados e información científica me lleva a tener algunos de los siguientes cambios que sigo al pie de la letra:

1. Cambiar mi alimentación: Comprendo en ese instante que, para mí, las carnes rojas son reconocidas por mi cuerpo como un tóxico, que se demoran mucho tiempo en ser procesadas, y que en la medida en que las evite mis células

no tendrán que enforzarse más, ya tienen un proceso de stress importante como para que siga poniéndoles semejante carga en sus manos. Con la leche me ocurre algo similar, abandono los lácteos de manera estricta y aunque me gustan mucho comprendo lo que varios estudios científicos dicen sobre la caseína y el efecto que tiene en enfermedades inflamatorias. Dejo también de lado azúcares y harinas refinadas, que, aunque no hacían parte frecuente de mi alimentación ni estaban en grandes proporciones, decido eliminarlas por completo. Por supuesto incluyo lo que todos conocemos como una alimentación más balanceada, más frutas y verduras orgánicas, así como suplementos de varios tipos, vitaminas, minerales, aminoácidos, no sin antes verificar su origen y la calidad de estos. No era tomar por tomar, en este punto no podía darles lugar a más sustancias sintéticas dentro de mi cuerpo, o a exagerar con nutrientes que no necesitaba, por eso la supervisión con la doctora y el seguimiento con sus terapias no farmacologías era imprescindible.

La alimentación que te beneficie dependerá mucho del tipo de sangre que tengas, de tu contextura, de tus órganos y sistemas mas débiles, por eso es imprescindible que te apoyes de un experto en el tema, lo que me hace bien a mi puede que no te haga bien a ti, y viceversa. Sin embargo, sabemos muy bien que hay alimentos que no son benéficos para nadie, que comemos en general más proteína animal de la que necesitamos, que tomamos leche de otros mamíferos, que abusamos de los azucares y harinas refinadas, y que la calidad de nuestros alimentos se ha reducido bastante debido a la falta de minerales tan vitales como el magnesio en los suelos. Mi primera recomendación siempre en un proceso de sanación consiste en eliminar los alimentos ultraprocesados de la dieta, disminuir al máximo las carnes y reemplazar estos aminoácidos con fuentes vegetales como la quinoa, evitar los lácteos y consumir mas vitaminas y minerales de fuentes como las frutas y verduras orgánicas, incluso si es posible generar tu propio cultivo para abastecerse en casa. De los alimentos "nunca" estarán los "alimentos" de paquete utraprocesados, las gaseosas o sodas, jugos y bebidas azucaradas y todo aquello que en la etiqueta tenga ingredientes que ni puedas pronunciar, aquello con fecha de vencimiento mayor a los seis meses ya debería ponerte a pensar. Recuerda no es el "sufrimiento" de las restricciones alimentarias mientras recupero mi salud, es generar hábitos de vida saludables para comportarme como la persona en la que me quiero convertir, aquella que honra su salud, aquella que valora su cuerpo y por tal razón le da la mejor gasolina de todas con los mejores alimentos.

He hablado de la alimentación del cuerpo, pero y ¿la alimentación de la mente, del alma?

Un cuerpo enfermo que empiece a tener alegría, que empieza a alimentarse mejor, que empiece a enfocarse en la salud, que empiece a reconectarse con su ser interior, estará irrevocablemente en camino de sanar. Empiezo entonces a enfocarme también en la alimentación de mi alma y de mi mente. Definitivamente, si veo algo, una película, un documental, algo en televisión que me pone triste, lo cancelo, lo apago, lo cierro. Si hay alguna información en Internet que me carga o alguna noticia negativa, empiezo a no tenerla. Si hay algún familiar que me carga o me genera mucha molestia, definitivamente dejo de hablar con él. No hay lugar. No hay tiempo que perder. Si tengo menos de seis meses para revertir lo que esta enfermedad me está causando, tengo que actuar ya, y si es de manera radical, hay que hacerlo. Entonces empiezo a enfocarme en lecturas que me llenen de amor, a ver películas que me hagan reír, a leer lecturas que me saquen una sonrisa, a compartir con personas que suban mi espíritu, que me alegren la existencia, que me hagan sentir confiada, pero sobre todo que me hagan reír, que me hagan sentir alegre. Un cuerpo donde habita la alegría se sana más rápido. Un cuerpo donde habita la alegría potencia su sistema inmunológico, lo reorganiza y en una enfermedad autoinmune, como la que yo tenía en ese instante, era necesario reorganizar a esas compañeras, a esas células hermosas, que no se estaban reconociendo, que se estaban atacando unas a otras.

2. Enfocarme en la salud: Una de las acciones más revolucionarias que hice y que sé que pudiera ser muy difícil para muchas personas, fue lanzarme al vacío botando todos los exámenes donde relacionaban mi nombre a diagnósticos

de una enfermedad autoinmune incurable. Como no quería que esta fuera mi realidad de ahora en adelante, y para no tener la tentación de leerlos una y otra vez y revivir de nuevo ese proceso, decido romperlos, quemarlos y borrarlos. Tenía también muchas gigas de información, de estudios clínicos, de remedios, desde caseros hasta farmacológicos en mi computador, tenía también fotocopias, libros, una cantidad enorme de información enfocada en enfermedades autoinmunes de todos los tipos, donde se encontraban incluidos cada uno de los diagnósticos recibidos. Decido entonces poner en práctica una frase que siempre repito: "En lo que te enfocas se expande". Y como mi enfoque era salud, salud, salud, salud, salud, allí no había cabida para estos diagnósticos, no había cabida para tanta información llena de enfermedad en mi vida. Boto entonces toda esta documentación, información, diagnósticos y exámenes, que pudieran enfocarme de nuevo en lo que me llevaba a nada más que seguir en la enfermedad. Ese día y a partir de ese momento decido no volver a nombrar la enfermedad. Le pido también a mis familiares y personas cercanas que no la vuelvan a nombrar, que si deciden llamarme a preguntar cómo estoy, lo hagan como algo cotidiano, pero no me preguntes si hoy amanecí más inflamada, más adolorida o peor... que simplemente me pregunten cómo estoy, yo seré sincera si necesito ayuda y la pediré, pero si no es así, seguramente les contestaré que el don de la salud habita mi cuerpo, que el don de la salud me mantiene con vida.

Cuando decido no empezar a nombrar la enfermedad empiezo a ponerles otros nombres u otros adjetivos a los síntomas que a veces siento. Por supuesto, a veces es importante nombrarlos para alguna visita al médico o algún comentario que salga con mis cercanos. Entonces, lo empecé a nombrar como "mi proceso de sanación", decía cosas como: "es que hoy tengo cita sobre mi proceso de sanación", "hoy tengo cita para tratar los síntomas de mi proceso de sanación", "hoy me está costando un poco mi proceso de sanación y hay un poco más de dolor" ...y así todo mi lenguaje empieza a dirigirse hacia la salud. Todas las preguntas para las personas que me guían en el camino también están enfocadas en mi salud, en estar cada día más sana y no menos enferma.

3. Otro de los puntos que fueron muy importantes para mí son las afirmaciones o las declaraciones. Entiendo en este punto que aún tengo muchas dudas que resolver y mucho por sanar para poder curarme, que hay muchas cosas inconscientes que tal vez me corresponde reparar, sin embargo, las declaraciones me ayudan a enfocar mi mente, mis pensamientos y mis palabras en lo que si quería. Entonces, en vez de pensar todo el día que de pronto el médico iba a tener la razón y al cabo de seis meses iba a quedar en una silla de ruedas y pobrecita de mí y todo lo peor que podría pasar...detenía ese pensamiento con la palabra Stop, en voz alta y reemplazaba rápidamente tal pensamiento con afirmaciones poderosas, en presente y

primera persona enfocadas en mi salud. Por supuesto, por los síntomas que vivía, había unas afirmaciones que se acomodaban mucho más a lo que estaba viviendo como, por ejemplo, "yo fluyo y me muevo fácilmente por la vida" o "mi vida está llena de amor, fluidez y confianza" o "me amo y me acepto exactamente tal como soy". Cuando empiezo a repetir afirmaciones, empiezo a verificar que la mirada sobre mi futuro empieza a cambiar porque al no permitir que estuvieran esos pensamientos negativos, empiezo a dirigir mi energía a otro lugar.

Es importante señalar que las afirmaciones por sí solas no son tan poderosas, su poder radica en enfocar nuestra energía en lo que realmente queremos, en el reemplazo de los pensamientos desempoderantes repetitivos, en llevarnos a un estado emocional más elevado, a alejarnos de las frases de que nos convierten en víctimas, su poder se basa en el espacio que empiezan a ocupar en nuestro vocabulario, en nuestra cabeza, en nuestro lenguaje. Cuando tengo un pensamiento lleno de alegría, de esperanza, de fe, de amor, no hay espacio para pensamientos de polaridad contraria, es decir si me enfoco en decir, en pensar en salud, esperanza, amor y alegría, allí no pueden caber al mismo tiempo, la enfermedad, la desesperanza y la tristeza, porque solo hay cabida a una polaridad, y casi siempre el cerebro escogerá la más agradable.

A menudo, varias personas cercanas me observaban con rareza cuando me veían hablando sola en voz alta, repitiéndome cosas, repitiéndome en voz alta una y otra vez mis metas y mi enfoque en salud, escuchar mi voz era poderoso para seguir hacia adelante. Aún, hoy lo hago, a veces sola en la calle, me repito frases afirmativas cuando llega algún pensamiento que quiero reemplazar, y requiero instaurar a partir de afirmaciones nuevas cosas sobre lo que quiero en mi vida.

A continuación, encontraras un ejercicio sobre la importancia de asumir la responsabilidad sobre tu vida, recordándote que esta te compete a ti y solamente a ti.

También te dejaré a continuación afirmaciones que puedes usar para reemplazar pensamientos y palabras desempoderantes, afirmaciones que puedes empezar a repetir cuando necesites. También puedes empezar a hacer las tuyas, de acuerdo con lo que quieras trabajar, procurando siempre realizarlas con un lenguaje poderoso, en presente y primera persona.

Una pregunta frecuente sobre las afirmaciones es ¿Cuánto debo repetirlas? Te puedo contar que, en mi proceso de sanación, si no estaba viendo una película haciendo un trabajo u ocupada con alguna actividad, estaba repitiendo afirmaciones. No podía darme el lujo de dejar que mi mente se enfocará en la enfermedad, así que todo el tiempo que pudiera lo usaba para repetir afirmaciones.

Ejercicio de Responsabilidad sobre mi vida.

1. *El primer paso para generar cambios es hacerte responsable, pero antes debes priorizar la situación especifica de tu vida que quisieras cambiar o sanar, bien puede ser una situación de salud, de relaciones, emocional, económica o de cualquier tipo. Empieza por escribir de manera clara y especifica cual es la situación que quieres sanar en tu vida.*

2. *Escribe con claridad que has hecho hasta el momento para resolver esa situación, y si aún no has tomado acción, escribe con sinceridad porque no lo has hecho.*

3. *Escribe tres posibles acciones que te ayuden a resolver esa situación.*

4. *¿Cuál(es) de esas acciones podrías llevar a cabo a partir de este momento?*

5. *¿Que necesitas para llevarlo a cabo y partir de que fecha te comprometes a hacerlo(as)?*

Ejemplo de afirmaciones de sanación.

Empiezo desde donde estoy, mi vida siempre es un nuevo comienzo lleno de fuerza, salud y poder.

Me veo lleno de salud y fluidez, la salud habita en cada una de mis células.

Cada uno de mis actos hacen que mi cuerpo se mantenga en un excelente estado de salud.

Estar sano es el estado natural de mi ser.

Cuento con el apoyo absoluto del universo.

Creo una realidad de salud (financiera, de relaciones, laboral) que disfruto a plenitud.

Cada vez que respiro, estoy sanando.

La abundancia del universo es infinita, soy un receptor constante de esta.

Cada peso (dólar, moneda) que gasto regresa a mi multiplicado.

Estoy en completa sintonía con la abundancia, la salud y el amor.

Estoy creando una vida llena de fluidez, amor y plenitud.

Mi vida esta llena de personas que me aman, me respetan y me valoran.

CAPÍTULO 3:
EL CAMINO HACIA LA ACEPTACIÓN.

Si no puedes volar entonces corre,
si no puedes correr entonces camina,
sino puedes caminar entonces arrástrate,
pero sea lo que hagas sigue
moviéndote hacía delante.

Martin Luther King, Jr.

Estoy tomando decisiones importantes, estoy alimentándome mejor, muy consciente de todos mis alimentos, voy con frecuencia donde mi doctora de Medicina Biológica y me aplicó suplementos. También, empiezo a consumir más vitaminas, más proteínas y aquellos nutrientes como el magnesio, que sé que van a mejorar muchísimo mis músculos y articulaciones. En ese punto, midiendo 1.65 m ya estoy pesando cuarenta y seis kilos, y aunque he logrado detener la inflamación en algunas partes del cuerpo parece que la enfermedad continúa avanzando, y aun no puedo recuperar mi movilidad. Parece que no pudiera mejorar con la rapidez que yo quiero. Parece que todo lo que estoy haciendo no se viera inmediatamente. Tal vez la vida me llama a la paciencia y a sembrar con confianza, pero verme así hace que muchas veces pierda la esperanza de lo que puede estar ocurriendo, y donde voy a terminar. Parece que hay cosas que aun requiero aprender, hay cosas que aun se salen de mi conocimiento con respecto a mi proceso de sanación.

Aceptación sin resignación

Por esa época, recuerdo mucho una noche en el apartamento en el que vivía en Bogotá, tal vez una de las noches de más oscuridad y claridad al mismo tiempo. Vivía en un cuarto piso sin ascensor, una noche dura, una noche difícil donde el dolor no cedía con casi nada. Recurro a las ayudas que tenía a mano, no farmacológicas y farmacológicas, pero nada lograba calmar el dolor de mi pierna derecha que siempre anunciaba la peor de las noches. Recuerdo que empiezo a hablar con Dios, o con mi poder superior, aun no lo sé, en ese punto ya no creía en nada, pero tal vez si existiera pudiera escuchar no mi clamor, sino mi reclamo. Empiezo entonces con todas las fuerzas de mi corazón a implorarle algo que nunca imagine pedirle: que me quite la vida, porque ya no quiero seguir así... sabe Dios que no soy capaz de atentar contra mi vida, sabe Dios que tal vez no tengo ni la fuerza para hacerlo, pero, sé que él puede y tal vez si yo le pidiera con amplio fervor, sería posible que el terminara con esta vida que estoy llevando y así pudiera terminar también este dolor y esta incapacidad de moverme que me hacía sentir inútil. Le reclamo por todo lo que está sucediendo, conmigo, con mi familia, por las miles de oportunidades que me voy a perder si él no me permite volver a caminar, si él no me permite volver a moverme. Grito, lloro y saco toda la rabia, toda la rabia que una hija pudiera sentir por un padre, con un padre que ha puesto en sus manos una enorme enseñanza para una hija que no entiende para qué.

Se que es la misma sensación de millones de personas en el mundo, de millones de jóvenes que hoy no ven el camino que hoy no ven la enseñanza, que hoy no ven la solución a lo que está sucediendo con sus vidas. Y sabes una cosa, nadie, ni tu ni yo tenemos ni el poder ni el derecho de juzgarlos, y mucho menos de cuestionar lo que sienten, de saber que, si sienten rabia con Dios o quien sea, es real. Es saber que esa persona solo necesita amor, compañía, así no lo logremos entender, solo necesita que estemos ahí, atentos de si pide ayuda, con firmeza amorosa y limites, pero siempre ahí a su lado.

Ese día sin saberlo, cambie mi percepción de la depresión, de la ansiedad, del suicidio, ese día me dio la capacidad de entender que todos alguna vez no hemos querido estar acá, a veces hemos querido desaparecer y eso no nos hace malos, o menos valientes, por el contrario, nos da la posibilidad de vernos realmente adentro. Así como esa noche, que seguí mirando adentro, con toda mi cizaña y desesperanza, con todo mi abandono. Sin embargo, en algún punto sentí que ese a quien tanto clamaba me escuchaba, pero que me respondía lo que yo tanto temía, que esa no era mi última noche y tendría mucho que seguir caminando de la manera que fuera. Al sentir esto llego a mí una fuerza que me hacía repetirle con valentía, que yo no iba parar, que aceptaba no poder volver a caminar, que aceptaba tal vez no poder mover mis extremidades, pero que por favor que quitara el dolor y que yo prometía aceptar todo lo que viniera para mí.

Esa noche, se convierte en una de las más importantes de mi vida porque esa noche acepto que si me corresponde perder mi movilidad no voy a dejar de ser quien soy, que mi identidad como ser, como ser espiritual en esta tierra que vino a estar en este cuerpo, no es negociable y no tiene nada que ver con si me muevo o no. No tiene nada que ver con mi capacidad de desplazarme o con lo que puedo hacer o no. Acepto perder mi movilidad, acepto decirle ese día a Dios que, si es lo que él quiere para mí, lo acepto, que dejaré de luchar, que aceptaré ese camino, pero eso sí, le repito una frase que siempre diré "aceptación sin resignación". Cuando acepto sin resignación estoy diciendo que si todo continuara como está en el momento presente, igual seguiría viviendo en paz, tranquilidad y certeza, eso sí dando todo de mí para expresar mi mejor versión, para dar lo mejor que habita en mí, para seguir creciendo en sabiduría, para seguir sanando por dentro, aun cuando afuera los resultados no se vieran a simple vista. Aceptación sin resignación significa que tendré una acción constante y sostenida para sanar adentro, para entregar mi servicio y mi propósito de vida a los demás, sin importar que eso implique algunos aprendizajes que vengo a vivir, que acepto esta enseñanza que hoy Dios me pone de perder mi movilidad, pero que, como dice Martin Luther King. Jr., si no puedo caminar, me arrastraré si es preciso, pero nunca me detendré para ir hacia adelante.

Y esa noche, termino convirtiéndose en un acuerdo de aceptar lo que me está sucediendo, pero prometerle encontrar ese propósito y no detenerme jamás, ya no con rabia, sino con una enorme aceptación y con un enorme convencimiento de que él me tiene justo donde yo necesito estar.

Asumiendo la responsabilidad y liberándome de la autocompasión

Cuando la situación difícil aparece en nuestra vida, bien sea en el trabajo, en una "mala" relación, o en mi caso en una situación de salud compleja, empezamos preguntándonos cosas como, ¿Por qué a mí? ¿Qué hice para merecer esto si yo soy tan "buena" ?, y tal vez estamos haciendo la pregunta incorrecta. Qué sucede si en vez de ello, nos preguntamos: ¿Para qué estoy viviendo esto?,¿Cuál es el aprendizaje que puede traerme esto que estoy viviendo?, ¿Qué me está diciendo la vida al ponerme en esta situación?

Cuando empiezo a hacerme esas preguntas, todo da la vuelta, empiezo a salir del papel de "pobrecita de mi", salgo del papel de creer que todos me hacen algo, que tal vez es castigo de Dios o tal vez es culpa de mi papá, mi mamá, o tal vez es culpa del gobierno, o tal vez es culpa de mi pareja, o de mis hijos, o de la EPS o de la obra social o del hospital que no me atendió, del médico o del sistema de salud que no me da lo mejor que yo necesito, o de la universidad, que me exige demasiado... empiezo a entender que lo que decía Louise Hay es cierto, soy responsable de todo lo que ocurre con mi vida, incluso de la familia que escogí, de los padres que decidí para mi vida antes de venir, de mis hermanos, incluso de la pareja que tengo en este momento, nada es casual, todo esto fue escogido por mí.

Empiezo entonces a sentirme responsable (la responsabilidad me empodera), no culpable (la culpabilidad les da el poder a otros y me lo quita a mi), de todo lo que está ocurriendo con mi salud, con mi universidad, con mis finanzas, con mis relaciones, con mi estado emocional y con mi vida. La responsabilidad me da de nuevo el poder.

Podía, entonces decidir empezar a cambiar mi futuro a partir de ese presente. Podía entender que, si yo había generado esta enfermedad por muchas cosas emocionales, físicas, alimentación, estrés, falta de autocuidado, falta de amor, si yo había generado esta enfermedad por los últimos diecinueve años, o había escogido el ambiente que la genero, tal vez requeriría un poco más de tiempo que los meses que habían transcurrido para sanarla, tal vez podía estar sembrando esta semilla para sentirme cada día con mayor paz, con mayor sanación. Sabía que, aunque no era visible una gran mejora a nivel físico en ese momento, había algo adentro, que, si estaba cambiando, sabía que salir del papel de la autocompasión y la queja me iba a seguir costando, pero era el momento de ser sincera y hablarle de frente a quien más me era difícil: a mí misma.

La verdadera cara del perdón

Tenía muy claro, que había un proceso muy importante por realizar, el del perdón. Sin embargo, para mí el perdón no tiene sentido cuando es para otros, cuando te paras como un juez dando una sentencia y diciendo: "lo que me hiciste no estuvo bien, pero te perdono", como si estuvieras en tu inmensa sabiduría y benevolencia concediéndole un favor a alguien, no, un perdón así te quita libertad, poder y responsabilidad.

El perdón con mas consciencia es el que empieza por ti y para ti, es aquel en el que reconoces que muchas de las decisiones de vida que has tomado solo te han traído sufrimientos, situaciones y personas que han sostenido ese sufrimiento, pero no te culpas por ello, no tenías otra información para tomar una decisión diferente, hiciste lo mejor que pudiste con la consciencia que tenías en ese momento. Perdonarte implica un compromiso de no repetición de los caminos que sabes que te han traído los resultados que hoy no te gustan en tu vida, implica ser más consciente de los aprendizajes de esos procesos y decisiones y solo si lo decides tomar caminos diferentes cuando se presenten de nuevo pruebas como las que has vivido que te lleven a un mejor resultado.

Sabía entonces, que en mi caso había mucho que perdonarme. Sabía que en medio de mi perfeccionismo me había autoexigido bastante, que había puesto siempre primero los logros y los éxitos de la estudiante y la profesional por encima de mi ser, que estaba llenando expectativas de otros, por aparentar ser la niña buena y perfecta, aun cuando eso pasara por encima mío. Sabía también que había entregado tiempo y parte de mi vida a personas que no me aportaban, que en vez de impulsarme me habían recreado una y otra vez mi conflicto de no ser suficiente.

Tenía que perdonarme también por aquellos sueños que no había cumplido por miedo, por desconfianza, por todas las veces que dudé de mí, por todas las veces que me quejé por mi cuerpo, aun cuando funcionaba bien, por todas las veces que juzgué mis piernas, mis brazos, mis manos, porque no eran como yo creía que debían ser, por todas las veces que juzgué mi rostro o mi manera de caminar o verme frente a otros.

Perdonarme, era el único acto que yo podía hacer porque los otros estaban fuera de mi control. El actuar de papá o de mamá, o de mi familia estaba fuera de mis manos. El actuar de mi pareja o de mis compañeros de universidad que a veces me dejaron a un lado en trabajos académicos por mi estado de salud, no dependía de mí. En mí no estaba la sentencia de perdonarlos o no perdonarlos, eso no me corresponde a mí ni a ti, no, no estamos obligados a liberar a nadie más que a nosotros mismos, no somos los jueces del si o del no. Créeme el otro no necesita de tu perdón, tu no necesitas perdonarlo, solo necesitas ser más consciente de lo que realmente sucedió, no con el otro, sino contigo, que se generó en ti, que herida abrió, porque dolió tanto, y tal vez porque elegiste de alguna manera inconsciente ser correspondiente a ese dolor...

Es por ello por lo que el único perdón real es aquel que podemos darnos a nosotros mismos porque es el único y más hermoso perdón que nos permitirá avanzar en consciencia.

Es así como un día, empecé con unas sencillas líneas a escribirme la carta más sincera que me había escrito hasta ahora, y así siguieron saliendo más y más líneas hablando de todo lo que me dolía de mí misma, de todo lo que juzgaba de mí, de todo lo que hoy sabía que solo me traía sufrimiento. No le eche la culpa a nadie, no me eche la culpa a mí, solo saque y saque todo el dolor que había podido darme a mí misma por intentar cumplir expectativas de otros, fueron páginas y páginas, donde me perdonaba por intentar cumplir prototipos, por intentar llevar la máscara que otros querían y no permitirme ser quien yo había venido a ser. También, me perdoné por no disfrutar más mi vida, hasta ese instante me había declarado una estudiante consagrada que nunca se divertía, que no tenía lugar ni siquiera para ir a despedir la casa en la cual creció. También me perdoné por no darme lugar al placer, a la diversión y a la alegría que yo por supuesto merecía.

Esta carta era en serio, no era un juego más, no era un ritual que había visto en internet, estaba escribiéndole a la persona más importante de mi vida, por eso tenía que sacarlo todo por más que doliera. Al finalizar la carta la corte en pedazos y la queme, dejando que el fuego purificara todas mis lágrimas. Pero ahí no paro todo, me escribí una carta de compromiso, de lo que sucedería conmigo de ahora en adelante, una carta donde ratificaba el camino que había empezado, una carta que no dependía de mi estado de salud, de mi estado económico, de mis relaciones o de algo externo, era una promesa de amor para toda la vida, la promesa más seria e importante que me había hecho hasta el momento.

Se que actualmente hay un sin numero de propuestas de perdón a ti mismo, rituales con hierbas, sal, cristales, ángeles...todo eso puede estar muy bien, pero si no hay una consciencia profunda de sacar todo, de hurgar hasta lo más doloroso, hasta lo que realmente consideras imperdonable de ti mismo, no lograras nada, más aún si no hay un compromiso real de tus acciones cotidianas, de las pequeñas acciones y decisiones que estas tomando para ti y para tu vida. Louise Hay dice sabiamente "Como vives tu día es como vives tu vida", por eso esos detalles a los que te comprometes serán los más importantes para realmente darle lugar a ese perdón.

Papá y mamá

Sin importar la relación que tengas ahora con ellos, papá y mamá biológicos, o quienes cumplieron la figura de papá y mamá determinan enormemente lo que eres. Eres no solo resultado de su crianza, su estado emocional y ambiente familiar, sino también de la memoria e información celular y energética que traía cada uno de sus clanes respectivos, todos los anhelos no satisfechos, todos los dolores callados y todas las deudas pendientes. Toda esa información habitaba en cada una de las células que formaron al embrión que se convirtió en el ser humano que ahora eres. Somos, en conclusión, mucho de lo que ellos nos transmitieron, su manera de ver la vida, de asumirla, y hasta su manera de tomar decisiones.

Al reconocerme como resultado de toda esa historia que viene detrás de ese óvulo y ese espermatozoide, vengo con bases que pueden condicionarme o impulsarme, según mis propias experiencias. Sin embargo, si los resultados que ahora tengo en mi vida no me gustan, nada gano con culpar a papá y a mamá. Al igual que yo, ellos hicieron lo mejor que pudieron con el conocimiento y la información que tenían de ese momento, con la conciencia de vida que tenían en esos instantes. También ellos son el resultado de lo que vivieron de niños, de cómo los educaron, de si contaban realmente con sus padres o solo eran figuras "decorativas" que aparecían de vez en cuando en cumpleaños o fechas especiales.

¿Sabes cómo fue la infancia de tu mamá?, ¿sabes cómo fue la infancia de tu papá?, ¿cuáles fueron los momentos más dolorosos de esa infancia?, ¿cuáles fueron los recuerdos más lindos de la misma?, ¿jugaba?, ¿se le permitía ser niño?, ¿Hasta que edad?, ¿Hubo maltratos, abandonos?, ¿Cuál es la percepción de tu papá y de tu mamá de su infancia? Si ellos ya no estuvieran en este plano, puedes preguntar a tíos, amigos o familiares que puedan darte luces de lo que ocurrió en su infancia y comprender así un poco más de su comportamiento de adulto.

A pesar de esas memorias que traemos con nosotros mismos, existe algo que está en nuestras manos: decidir si eso que ellos me enseñaron o me transmitieron, se va a seguir convirtiendo en mi realidad, si esa lealtad a mi clan y a su sufrimiento va a hacer que yo también repita esas historias.

¿Pero cómo hacerlo?,¿luego no dijimos que el perdón solo es para nosotros mismos?, así es. En este punto no te invito a perdonar a papá y a mamá, ellos no necesitan eso y si, tu tampoco, pero tu si necesitas sacar las emociones que ellos te generaron y te generan ahora mismo por más oscuras que parezcan. En mi caso la primera que lo hice, una semana de agosto decido dedicarle a cada uno un espacio, no un espacio exterior, no una cita física con ellos, sino en una cita sincera desde el fondo de mi corazón, con la imagen que yo había interpretado de todo lo vivido hasta ese instante con cada uno de ellos.

Decido entonces empezar por mamá, a quién estaba segura tenía muchas cosas que agradecerle. Tal vez, el mejor ser humano que he conocido en toda mi vida. Tal vez, el ángel que la vida me regaló para atravesar este momento tan difícil. Por supuesto que había dolores y aun cuando la amaba infinitamente había cosas que sacar, había cosas que sanar y había cosas que reparar, esa reparación la hice en una carta que le escribí a ella con una foto, una vela, una hoja blanca y una noche fría. Empezar a escribir y agradecerle por todo era muy fácil, es una mujer increíble. Sin embargo, he de reconocer que había cosas y limitaciones que quería dejar y eso no significaba que la quisiera menos, que la amara menos, significaba que había cosas que teníamos que sanar de nuestro clan, significaba que había cosas de ella que quería seguir sanando en mí, significaba que entendía que ella hubiera actuado así, significaba que aceptaba sus decisiones, aun cuando muchas veces no las entendiera. Llego el momento en que deje salir mis emociones sin culpa, sin justificaciones, sin reparos, sin arreglos ni lenguaje hermoso, así lo había sentido y así lo había vivido la niña y la adolescente y no podía ocultarlo más, durante diecinueve años había tapado estas emociones y había decidido ocultarlas en mi cuerpo hasta que él un día decidió manifestarlas. También me perdone por las veces que había sentido que le había fallado y no había sido lo que ella esperaba de mí, aunque luego entendí que ella solo quería que fuera yo, con mis propias expectativas y no con las suyas. Claro que lloré. Claro que saqué, también pude haber sentido rabia. Sin embargo, al final del ejercicio me sentía en paz, una paz que en diecinueve años no había sentido con la persona que yo había escogido como mamá para esta vida. El fuego quemo todo nuevamente, pero esta vez esas cenizas, las arrojé para que el agua, esa misma agua que me había acompañado en su vientre por nueve meses terminara de limpiarlo todo.

Venía ahora una tarea también muy difícil, sanar a papá. Mis mayores afectaciones a nivel articular y muscular se dieron en mi lado derecho, mis manos, mis pies, se inflamaban más en mi lado derecho, mi lado de avance por ser diestra, mi lado masculino, mi lado de cercanía a papá. Recordé mientras observaba su foto, que siempre había estado allí, que aun cuando estuviera trabajando sabía que tenía un papá que me apoyaría en mis metas, incluso con la decisión de venirme para Bogotá a estudiar Química Farmacéutica, aun cuando los recursos financieros no fueran muchos, fue hermoso recordar su ser cariñoso, sus apodos cariñosos de niña y su llegada a casa luego del trabajo. Sin embargo, a medida que recordé mi infancia, me permití ser sincera con esa niña, había muchas cosas dolorosas, muchas acciones que me hicieron sentir con miedo, desprotegida o sin valor, muchos miedos que aun esa chiquita seguía repitiendo en su adolescencia. Era importante reconocer que en medio de todo ese amor también había dolor, era importante reconocer que no era perfecto, que su infancia tampoco lo fue y que, por lo tanto, eso dejó heridas en mi corazón. También era importante, sanar a papá, reconocer su amor, su dulzura, pero también aquellos patrones que no quería repetir y aquella historia de su clan que quería parar de una vez por todas. Al igual que con mamá lloré mucho, sentía rabia, dolor de algunos recuerdos, también lo saqué todo, sin culpa, entregándole a él lo que correspondía, y haciéndome cargo de lo mío.

Años más tarde, en terapia de Descodificación Biológica pude conocer, el proyecto sentido que tenían papá y mamá para mí, el deseo inconsciente que tenía cada uno de ellos para traerme a la vida. De papá aprendí el deseo por ser exitosa, de tener un territorio, y de ser una persona dulce como la abuela. De mamá su deseo de estudiar, y siempre hacerse cargo del camino por más duro que parezca, su deseo de ser una mujer independiente a nivel emocional y financiero.

Esos fueron sus deseos inconscientes para mí, y allí el embrión no pudo escoger si recibía o no esos mandatos, pero ahora yo si puedo decidir, y de acá en adelante yo escojo si los perpetuo mi vida o no.

Cuando logre empezar a sanarlos, fue liberador reconocer que ni papá ni mamá tenían responsabilidad sobre mi vida, era ahora a mí, a la que le correspondía encargarse de la niña, empezar a cambiar sus creencias y miedos, hacerla sentir valiosa y amada. Ya no tenía tres, cinco o seis años, ahora tenía diecinueve años, no podía seguir anclada a ese pasado, este solo me informaba sobre todo lo que requería seguir trabajando, pero no me determinaba completamente si empezaba a hacerlo consciente.

Es cierto que a veces se necesite un espacio lejos de ellos para seguir sanándolos, lejos de todo ese pasado, si es tu caso toma toda la distancia que requieras de papá, mamá o cualquier miembro de tu familia, incluso si consideras que debería ser permanente, no te sientas culpable, toma la distancia que necesites por ti. Sin embargo, ten presente que esta distancia es para sanar y para tener el corazón libre, de tal manera que cuando pienses en esa persona de tu familia así sea a lo lejos, la pienses bonito, aun cuando hayas decido no volver a tener contacto con ella. La sanación es interna, no necesitas ir a decirle nada a nadie, cada cual está en su camino y posiblemente no entenderán el tuyo, pero si es tu responsabilidad que cada uno de ellos no sigan llevándote a estados de tristeza, rabia o desazón, que los sueltes, que te liberes a ti mismo de la expectativa que tienes de que ellos sean como tu quieres que sean, y así mismo los liberes a ellos de la responsabilidad imposible de cumplir de hacerte feliz.

Cuídate, protégete, valórate, amate tanto que todo lo que venga del exterior solo sea un reflejo de eso que te das a ti mismo.

El poder de soltar y reconocer mi vida como un milagro

A medida que va transcurriendo el tiempo empiezo a ver algunas mejoras en mí, son muy pequeñas, pero es importante que las empiece a valorar. Si no valoro las pequeñas victorias no me estoy enfocando en lo realmente importante y eso aplica para todo en la vida. Entonces, cuando me levanto y puedo mover mis brazos y mis manos, aprovecho para hacer alguna actividad. Pocas veces salgo de casa porque los recursos financieros no son los más abundantes como para moverme en taxi o vehículo privado, pero, además, porque cada paso aun cuesta bastante. Sin embargo, uno de esos días en que me sentí mejor, decidí asistir a clase en la universidad y aunque estaba viendo muy pocas materias, seguía muy enfocada en poderlas cursar. Decido entonces dirigirme a la universidad, era un día que prometía que, aunque caminara despacio, podría llegar, sin embargo, ni mis articulaciones ni mis músculos estaban para un esfuerzo tan grande, así que en la mitad del camino no pude dar un paso más, y no tuve más remedio que sentarme en un andén de un parque a llorar y quizás esperar que alguna mano amiga pudiera ayudarme a regresar a casa. No tenía celular, no era tan sencilla la comunicación como ahora, cosa que me imposibilitaba llamar a alguien en mi ayuda. Lo último que recuerdo es empezar a cantar una canción muy hermosa sobre el amor, una especie de oración de entrega y confianza infinita en la vida que había aprendido aun siendo muy niña. De repente sin saber cómo me vi frente a la puerta de entrada al apartamento donde vivía, lista para subir los pisos que tanto me costaban, no recuerdo nada sobre como camine por casi 20 minutos hasta allí, no sabía si alguna fuerza extraña me había conducido hasta casa sin percibir en mí el más mínimo dolor o sufrimiento por los pasos dados. Lo último que recordaba, era el canto y la confianza en la paz que me empezaba a dar. Recuerdo con risa y dolor los cuatro pisos de subida al apartamento, si que costaron, pero en medio de mi asombró me repetía que si alguien ya me había traído a casa ese alguien seguiría guiando mis pasos y mi vida. Es un día que aún hoy no puedo explicar, pero que me recuerda estar abierta a los milagros, me recuerda que no estoy sola, que hay muchas cosas que no requieren de mi control ni de mi planeación, a veces solo necesito soltarme y confiar y alguien o algo más se encargara. Bien decía Einstein: "Hay dos maneras de vivir la vida, una como si nada fuera un milagro, la otra como si todo fuera un milagro", a partir de ese día decidí empezar a vivir la mía de la segunda manera.

La meditación

En el día dedicaba tiempo a mis afirmaciones, a estar feliz (cuando no requería sacar alguna emoción diferente), a visualizarme por cinco minutos dos veces al día, como una persona que caminaba, corría, subía montañas y se sentía llena de salud, me emocionaba y lloraba de felicidad con esas visualizaciones, hacia movimientos que lo hicieran más real y finalizaba dándome un abrazo por el camino recorrido en mi mente, haciéndome sentir orgullosa de lo realizado.

Sin embargo, una de las herramientas más valiosas que sin duda alguna pudiera recomendar a una persona en cualquier estado de su vida, pero más aun en una situación de transición y crisis, es la meditación. Conocer esta herramienta fue uno de los mayores aciertos en mi proceso de sanación.

Nuestra mente está en un estado de hiperactividad constante, y cuando estas en búsqueda de soluciones, mucho más, haciendo que no existan pausas ni reconexión con el cuerpo y su sentir real. Con la meditación aprendí a callar, a detenerme, a conectarme con todo aquello que era más grande que mi cuerpo, era el estado en el cual podía ser yo, era la posibilidad de conectarme con lo que realmente yo era en esencia y no en materia, era el único estado en el que realmente me sentía en paz. Empecé con meditaciones guiadas, pero luego empecé a usar mantras, o solo permanecer atenta a mi respiración por unos minutos.

Existen muchos estudios científicos que han mostrado los excelentes beneficios de la meditación, tales como mejorar el sistema inmunológico, mejorar la circulación sanguínea, reducir la segregación de sustancias características del stress, generando así mismo, la segregación de aquellas sustancias que nos traen paz y relajación. Poder tomar aún más consciencia de mi ser interior durante la meditación, me libero aún más, de cargas y de la necesidad de control, hizo descansar mi cerebro de esa búsqueda incansable de soluciones. Luego de empezar su práctica me sentí más tranquila, más confiada, mucho más paciente y más en paz con mi proceso.

Bien lo decía San Francisco de Asís: "Allí donde reinan la quietud y la meditación, no hay lugar para las preocupaciones ni para la disipación".

Resumen y ejercicios prácticos.

1. *Revisa si hay temas pendientes por perdonarte a ti misma, si ya lo has hecho antes, vuelve esto una rutina de por lo menos cada mes. Revisa, escribe, perdónate y suelta.*
2. *¿Cómo esta la relación con papá y mamá en tu corazón?, si crees que están del todo bien revisa tus otras relaciones, estas son un reflejo de la relación que tienes con ellos. Escribe una carta, dibuja, háblalo o trabájalo con un terapeuta, suelta lo que no te corresponde.*
3. *Pregunta a familiares, amigos o tus mismos padres, como era su situación de vida antes de concebirte, justo meses antes, ¿Cuáles eran sus problemas, que hubieran querido solucionar de su vida? Apunta y revisa si repites algunos de esos patrones, o si haces todo lo contrario.*
4. *Puedes trabajar con un terapeuta de Descodificación Biológica, cuál era el proyecto sentido de cada uno de tus padres para traerte a la vida, esto será fundamental*

para complementar tu conocimiento sobre las memorias y los mandatos que traes antes de nacer.

5. *Usa un pliego o una hoja de dimensión mediana o grande para dibujar, pegar fotos de personas y momentos que consideres como un milagro en tu vida, ponla en un lugar que puedas observar todos los días, ábrete con esa visión a que estos milagros se hagan cada día más presentes en todos tus procesos de sanación.*

CAPÍTULO 4:
LA CAUSA EMOCIONAL DE LA ENFERMEDAD.

La enfermedad no es nada más
que la historia del pasado,
adentro en el presente.

Christian Fléche

Había pasado ya más de un año desde que mi vida cambió por completo, desde que aparecieron los primeros síntomas, y desde que había empezado todo este camino. Sin embargo, había algo que todavía no me quedaba completamente claro y era aquella relación que Louise Hay había establecido con mi diagnóstico y la causa emocional especifica que podría llegar a tener.

¿Cómo entender que Mayra se hubiera enfermado de su sistema psicomotor, de sus músculos y sus articulaciones y no, por ejemplo, de tensión o azúcar altos o algún tipo de lesión digestiva? ¿Cómo entender? Que ésta era la enfermedad que me estaba hablando específicamente, de mi estructura, de mi vida, de mi historia. ¿Cómo entender, que me había enfermado no de lo que yo quería, sino de lo que necesitaba?

Entonces empecé a buscar que autores y que teorías había al respecto del origen emocional y más aún si había un soporte biológico y porque no, científico que sustentara lo que me había ocurrido. La medicina alopática lo único que me había atinado a decir al respecto de la causa raíz, era que mis síntomas o diagnósticos eran de origen "idiopático", palabra que usan para decir que el origen es desconocido, es decir, que no se tiene la más mínima idea de porque esto te paso a ti, pero que casualmente te está pasando, porque tienes algo "especial" y característico que hizo que lo desarrollaras. ¡Y en el fondo sin saberlo tienen razón, es tu historia!

Entre los autores que encontré estaba Cristian Fleché, el creador de la descodificación Biológica, que explicaba que la enfermedad era la solución de la biología a un instante preciso que fue dramático y no se supo expresar y no pudo ser resuelto. Salomón Sellam por su parte hablaba de la psicosomática, invitando a las personas a explorar su propia historia y la de sus ancestros para poner en evidencia ciertos factores que pudieran estar dando origen a una problemática física o mental. Y seguí y seguí leyendo, pero lo que más me toco, fue la parte donde Christian hablaba de algún suceso que yo o algún ancestro había vivido, de manera traumática e inesperada, vivido en soledad, sin haber podido expresar la emoción sentida, una situación donde hayamos sentido que definitivamente no hay solución.

Entendí entonces que posiblemente esto estaba muy vinculado a lo que estaba viviendo en este momento en mi hogar, una situación que definitivamente no me esperaba estaba ocurriendo: mis padres se estaban separando. ¿Y yo? A quién habían llamado Mayra, era en ese nombre la unión de las iniciales del nombre de mi mamá y de mi papá.

Te has preguntado o le has preguntado cual es la razón del nombre que llevas, acaso corresponde al nombre de algún ancestro, alguien que murió trágicamente, o alguien que no nació, o peor aún llevas el mismo nombre de tu papá o mamá. Todo esto puede estarte dando señales de deseos inconscientes de tu clan, al repetir el nombre de alguien mas en ti. Tal vez, ¿qué tu hicieras lo que a el o ella le quedo pendiente?

¿Tendría todo esto algo que ver con mi nombre? Por supuesto que sí, así lo sentí justo cuando le pregunte a mi mamá la razón de mi nombre, sentí un calor en mi pecho que me decía: si su unión ya no existe y yo fui nombrada debido a su unión con el nombre Mayra, esto significa que, ¿si no existe unión, tal vez el propósito de la existencia de "Mayra" tampoco debería existir?

El cuerpo es tan especifico, que enferma exactamente aquel órgano o tejido en donde está buscándose la solución, en mi caso quedarme quieta y auto destruirme podría ser la solución de mi cuerpo a la situación que afuera no podía solucionar. Por supuesto, en mí ya había una estructura de base, psicorigidez, desvalorización y por supuesto depender de los otros de manera vital, y olvidarme de mi. Fue muy liberador entender que el cuerpo estaba haciendo con la enfermedad lo mejor que podía, palabras más palabras menos, en mi inconsciente yo me quería autodestruir y el solo estaba llevando a cabo de manera obediente y amorosa la tarea. Mi cuerpo, en ese instante con su enfermedad deja de ser mi enemigo, empiezo a entender que el cuerpo está haciendo cosas para solucionar una situación afuera, lo que yo no pude resolver, tal vez porque mi propósito había tenido un rumbo equivocado desde su inicio y el solo estaba avisando que era hora de cambiar de rumbo. Supe, por supuesto, que lo que me estaba ocurriendo no se anidó y no empezó en el momento justo en el que mis padres decidieron realizar esa separación. Sé ahora, que todo empezó antes de mi concepción, aunque los sucesos entre los cero y los siete años terminaron por ratificar mis traumas y miedos con relación a su unión, edad en donde más se instalan todas esas situaciones dramáticas, inesperadas que no han podido ser resueltas y que no han podido ser expresadas.

Todo este ejercicio de la causa raíz empiezo a hacerlo de manera sola e independiente. Hasta ese momento no había sido consciente de la importancia de pedir ayuda terapéutica para sanar aquellas memorias de mi infancia. Sin embargo, empiezo a darme cuenta de mis limites, sé que hay algunas pistas de lo que está ocurriendo conmigo, pero sé también que me corresponde consultar con un profesional para poder ir más a fondo, a nivel inconsciente, para poder entender qué fue lo que esa niña grabó, que interpreto de lo que estaba viviendo, que hizo que hoy sintiera que no moverse fuera la solución a lo que había vivido.

Según la descodificación, el cuerpo es tan preciso que cuando yo vivo una situación que cumple las características de ser dramático, inesperado, vivido en soledad, que no tiene solución y además de eso no he expresado la emoción que me genera, la psiquis y el cuerpo lo almacenan para que, si en algún momento hay un recuerdo parecido con el mismo resentir (recuerdo de la emoción vivida en el cuerpo) se despierten estas memorias y el cuerpo en su inteligencia lleve a cabo todos unos mecanismos biológicos y bioquímicos para generar cambios que él necesite para solucionar la situación, a esa solución es a la que nosotros llamamos enfermedad.

Cuando empezar a seguir las pistas dejadas por la enfermedad, logramos comprender que hay unos códigos específicos para cada uno de los síntomas y órganos del cuerpo. Por ejemplo, empiezas a entender que muchas de las alteraciones de la tiroides tienen que ver con la relación que tiene la persona con el tiempo, ya que la tiroides es una glándula maravillosa, que se encarga de regular la mayoría de nuestros ciclos. Otro ejemplo, es el cáncer, que nos habla de la necesidad de hacer eterno algo (algún instante o alguna persona que ya no está) con unas células "inmortales" como son las células cancerígenas, células que solo llegan a cumplir deseos olvidándose de su propia identidad.

Hay un montón de códigos generales que pudieran ser explicados de cada una de las patologías, y podría casi hasta entregarte acá un manual donde dijera la enfermedad y al frente su causa emocional...y listo, pero no, lo más importante a entender de este punto es que los síntomas de tensión alta que tienes no son iguales a los de otra persona con síntomas de tensión alta, o tus síntomas de azúcar alto son completamente diferentes a los de cualquier otra persona que los padece, tu síntomas de inflamación articular nunca serán semejantes a los de alguien más que también tenga síntomas de este tipo. Tu enfermedad y tus síntomas no se definen en un diccionario con causas emocionales, no son un horóscopo de consulta rápida, porque tu historia es única. Si quieres encontrar realmente lo que está sucediendo en particular contigo debes ir a averiguarlo yendo al inconsciente de tu historia, pidiendo la ayuda que necesitas para sanar de verdad. Recuerda, ni la descodificación, ni la causa emocional se resume a una consulta de Google o de los más de 15 diccionarios que ahora hay sobre el tema, tu historia no puede ser resumida en un diccionario como la RAE, porque lo que esta sucediendo contigo es único y requiere la sanación de tu propio camino.

En mi caso iba entendiendo que lo que me sucedía, tenía un vínculo directo con papá y mamá y con la unión de ellos dos, también había notado mi estructura de querer ser perfecta, y de muchas posturas rígidas acerca de la vida. Sin embargo, como necesitaba pedir ayuda, eso hice, y en terapia entendí, que fue incluso antes de mi nacimiento y mi concepción, donde se instaló, el deseo de papá y mamá de que yo fuera la unión, no solo de ellos como pareja, sino de la familia. Y cuando ese propósito no se da, esa niña se siente fracasada, que no es capaz, esa niña siente que su mayor existencia no ha venido a ser cumplida. En el capítulo anterior, hablamos del proyecto sentido, ese propósito inconsciente de cada uno de nuestros padres para concebirnos, que para mí uno de esos deseos, fuera unir a esa pareja y a esa familia hacía que no fuera libre, que quisiera autodestruirse con una enfermedad autoinmune al sentir que había algo mal en ella, cuando no cumplía el "proyecto sentido" al cual había venido.

Mis pies y mis zapatos

Quise dejar esta parte de este capítulo para referirme a una parte fundamental y a uno de mis más grandes maestros: mis pies. Durante todo este período, solo había un par de zapatos, solo un par de zapatos que podía usar, solo unos zapatos donde cabían mis pies en sanación, unos tenis grises que aún hoy puedo recordar al detalle, compañeros de años, compañeros que entendieron lo que significaba dar un paso.

Pero ¿por qué traigo acá a mis pies cuando estoy hablándole a causa emocional de la enfermedad? Porque ellos eran los que iban a permitir que yo avanzara o no avanzara en la vida, de manera literal y metafórica.

Gracias a la descodificación, descubrí que cuando hay un dolor tan grande en los pies y una afectación tan importante en la movilidad, se puede hablar (entre otras cosas) de no querer avanzar hacia donde fuera el futuro, el siguiente paso, hacia adelante... y eso fue lo que yo quería que sucediera por mucho tiempo y los pies me ayudaron a justificarme en algo que yo no quería hacer, y eso que yo no quería hacer era avanzar sin que papá y mamá estuvieran unidos. Pero insisto eso para una bebe y una niña pequeña tiene sentido, pero para una adulta ya no podía ser así. Mis pies, me recordaron entonces y aún continúan haciéndolo, que puedo quedarme atrapada en la niña del pasado que dependía de otros, que no quería estar sola, que no quería avanzar sin la protección, que era celosa, que se sentía abandonada, rechazada o traicionada, o, escoger el camino de ser la adulta que se encarga de sus pasos en amor y en certeza, así duelan un poco al principio.

Mis pies que un día estuvieron sangrantes, ampollados, y adoloridos, hoy están sanos, pero aún me siguen enseñando, saben hacia dónde quiero ir o hacia dónde me siento obligada a ir y de inmediato dan su aviso. Nuestros pies son mágicos e inmediatos en dar respuestas, puedes preguntarles incluso si quieren avanzar en una relación, en un proyecto o en un viaje, y te aseguro que te darán señales que, aunque pequeñas te darán luces en el camino. Permanecer atenta a lo que dicen mis pies me ha guiado y enseñado sobre varias decisiones que no me convenian, o a las cuales temía profundamente y requerían un proceso de sanación previo.

Hago hoy un homenaje enorme a mis pies y a tus pies, parte bella que a veces olvidamos, pero que nos llevan a todos los lugares. Si pudiéramos escucharlos más, a lo mejor hoy nos dirían exactamente a dónde queremos avanzar y a dónde no, o si tal vez tenemos miedo de avanzar, y falta algo más por sanar para lanzarnos a dar el paso.

Hago también este homenaje a tus pies porque son únicos y porque han recorrido un camino que absolutamente nadie más ha recorrido, y por eso mismo ese camino merece respeto, así como el camino de tu pareja, de tu papá, de tu amigo, de tu amiga, de tu mamá, de tu jefe, nadie sabe lo que ha recorrido y los dolores que guarda en sus pies, nadie ha andado sus zapatos... y no, no te pido que te pongas en sus zapatos, "no son tuyos, no están hechos a tu medida, no tienes que ponértelos y salvarlo de su incomodidad", no, solo te invito, que de manera amorosa, respetes el camino del ser humano que se ha cruzado contigo, todos los senderos recorridos merecen ser honrados...recuerda esto cuando vuelvas a mirarle los zapatos a alguien, allí adentro están los pies poderosos de ese ser humano llenos de tantas experiencias que lo han hecho ser quien es.

Ejercicio de Exploración corporal

Destinaras un espacio tranquilo, donde no haya distracciones y donde puedas dedicar por lo menos 15 minutos a estar solo para ti. Te recomiendo que hagas el ejercicio sentado para que puedas completarlo y recibir las señales de tu cuerpo que necesitas.

Puedes empezar por cerrar tus ojos, y ubicar tus pies en el suelo sin cruzarlos, y permitiendo que tus plantas toquen por completo el suelo. Ahora empieza a ser consciente de tu respiración, y como si pudieras llevarla a cada órgano empieza a dirigir tu atención a cada parte de tu cuerpo, empezando por cada uno de los dedos de pies, primero el derecho y luego el izquierdo, luego ve subiendo parte por parte llevando tu atención a cada detalle, a cada parte de tu cuerpo, hasta llegar a la punta de tu cabeza, pasando por el cuero cabelludo y cada zona de tu cara.

Tips para el ejercicio:

1. *Puedes poner una música relajante sin letra, y que no te evoque un lugar, un recuerdo o emoción especifica.*
2. *Puedes grabar con tu propia voz el recorrido por tu cuerpo para luego usar tu propio escaneo corporal con tu voz. (es magia pura y tiene mucho poder).*
3. *O bien si deseas seguir mi audio lo encontraras disponible en mi Canal de YouTube, Mayra Vasquez.*

CAPÍTULO 5:
LA MUERTE

El miedo a la muerte se debe al miedo a la vida. Un hombre que vive plenamente está preparado para morir en cualquier momento.

Mark Twain

Cuando era solo una niña y veía las películas, donde aparecía un funeral, me parecía muy extraño que la vida realmente un día pudiera terminar, y que este cuerpo un día de la nada, dejara de funcionar y se acabó...

Este fue tal vez el capítulo más difícil de escribir de este libro, porque la muerte siempre nos toca, nos sacude y sobre todo nos transforma y si permitimos que lo haga de la mejor manera será una enorme ganancia.

Cuando nacimos mi hermana mayor y yo unos años más tarde, vivimos un proceso que se conoce como isoinmunización, donde tu sangre RH positiva es atacada por los anticuerpos de mamá que es RH negativo y en conclusión te encuentras al borde de la muerte a unos días de haber nacido, y solo una transfusión puede salvarte la vida. Y así fue, unos ángeles preciosos nos salvaron la vida, a mí y a mi hermana y empezamos este sabroso camino.

Por supuesto no recuerdo nada de lo que te cuento, solo lo sé por la historia contada por mi mamá cientos de veces en la infancia de como una enfermera muy joven salvo a mi hermana y como un señor que nunca conocimos, viajo desde Bucaramanga (una ciudad muy lejana) a donde yo estaba, y me salvo también.

Pero que sucede si esas vidas no hubieran podido ser salvadas, ¿qué sucede si al final solo nos queda despedirnos de estas células?, ¿a dónde vamos?, ¿cuál es el destino?, y la pregunta de siempre, ¿hay algo más allá de la muerte?

En los últimos años he visto en la gente el pánico enorme a morir de un virus que se ha propagado a nivel mundial, de una pandemia que ha cambiado toda nuestra manera de vivir, de volar, y hasta nos restringió de los abrazos y de las muestras de afecto, porque de pronto podías convertirte en el vector de la "muerte" de alguien, y eso "la muerte" se convierte en lo más temido, cuando a veces ni siquiera sabemos vivir. Entonces me pregunte, ¿Por qué tenemos tanto pánico a morir?, ¿no será que nos estamos olvidando de algo?

Y empecé a notar una total desconexión de la verdad y de la biología básica, empecé a notar a gente con tres tapabocas, en estado de miedo y agresividad, con dos litros de gel antibacterial, comerse una hamburguesa triple carne con tocineta, papas fritas y gaseosa, junto a una malteada llena de azúcar. También observe a la gente abarrotando los supermercados llevando enlatados, embutidos, paquetes de comida ultraprocesada y nadie, casi nadie, pensando y recordando cómo funcionaba su cuerpo, lo único común era el miedo profundo de ser contagiados y enfermar gravemente.

Y entonces el miedo, como una emoción muy poderosa terminaba debilitando nuestro sistema inmunológico, y a pesar de los tres tapabocas terminábamos contagiados y si el miedo aumentaba, el cuerpo no se encontraba en balance, y por supuesto si nos correspondía, podríamos terminar en estado crítico en una Unidad de Cuidados Intensivos y de pronto morir.

Pero digamos que todos entendimos como funcionaba el cuerpo, y empezamos a alimentarnos mejor y subimos nuestras defensas y tuvimos emociones llenas de confianza, amor y salud y aun así la muerte tocara nuestra puerta, ¿qué sucedería?, ¿piensa por un instante ello, ¿qué tan seguro te sientes sin este cuerpo, perdiendo todo lo que posees, y tal vez solo llevando bellos recuerdos en tu alma?

Y entonces lo entendí, tenemos miedo de morir poque creemos que no hay nada más, porque creemos que todo a lo que nos apegamos en esta vida es lo único, porque creemos que el amor y el afecto de nuestros seres queridos solo estará presente si los sentimos con sus voces y sus abrazos, porque nos "matamos", por luchar y vivir esta vida, pero al final nunca la vivimos realmente y por eso sentimos que siempre nos hace falta tiempo...

Mi hermana transcendió un jueves, con un paisaje boyacense hermoso en su ventana, y se que lo hizo completamente tranquila de la decisión que estaba tomando, murió sin miedo, sabiendo que había algo más, que su alma era eterna y que había realizado con nota de excelencia los aprendizajes de esta vida. El cuerpo de mi hermana murió, pero se que su legado no lo hará jamás, en mi se quedó la última conversación llena de amor y hermandad que tuvimos, en mi quedo su aceptación de ser mujer y mamá, en mi quedo su fuerza y su voluntad, y en todos, sus ganas de seguir viajando y viviendo hasta el último instante, y si, su sentido del humor con la chispa en el momento preciso.

Se que todos los que han transcendido se reirían de nuestro miedo a la muerte, se reirían de vernos tan temerosos a algo que tal vez ya este escrito, tal vez solo nos pedirían que viviéramos más, y que nos tomáramos menos en serio, el trabajo desgastante, las deudas, los pendientes, los reconocimientos y las riquezas para deslumbrar a otros y que nos tomáramos más en serio eso de divertirnos y compartir más este trocito de tiempo con quienes amamos.

Si solo existe esta vida, entonces porque no vivirla, y así no sentir que si llega la hermana muerte estemos con miedo por no haberla vivido, y si existiese mas vidas y un mas allá, pues que dicha, esta es una más, y check, tarea hecha cuando la hermana muerte nos visite.

Suelta apegos, muere de vez en cuando a lo que ya no sintoniza con tu alma, a veces es lo que necesitas para volver a vivir.

"Nos falta morir más a menudo para recordar que estamos vivos"

Ejercicio:

Contesta a consciencia las siguientes preguntas haciendo una pausa en cada una de ellas, verificando lo que sucede en tu cuerpo al contestarlas, escribe las respuestas y las reacciones.

Imagina que te encuentras en tu lecho de muerte, justo antes dar el paso a abandonar el cuerpo que ahora habitas,

1. ¿Cuáles son tus mayores preocupaciones y miedos?
2. ¿Te asusta no saber que ocurre después de la muerte?
3. ¿Qué es lo más difícil de soltar?
4. ¿Qué te gustaría haber hecho que no hiciste?

5. ¿Cuál crees que es el mayor legado que estas dejando antes de partir?
6. ¿Hay alguna razón por la que no puedes partir?
7. ¿Conoces si algún ser querido o familiar cercano tuvo una muerte dolorosa, dramática o inesperada? Si es así, describe que fue lo doloroso en esta situación.
8. ¿Hay algún duelo pendiente en tu vida?, ¿alguna perdida de un ser querido que aun te cause dolor?

Revisa las respuestas, se consciente de apegos, ataduras y temas pendientes, morir es la mayor certeza que tenemos, puede llegar más pronto de lo que imaginas. Si alguna de las preguntas o respuestas genero en ti un estado emocional fuerte, toma nota y pide ayuda de un terapeuta certificado para descubrir el origen de creencias limitantes y miedos presentes con respecto a la muerte.

CAPÍTULO 6:

LA SANACIÓN.

Pensándolo bien, agradezco la rotura, las fisuras y las grietas, porque si no fuera por esos pozos en el cuerpo, no me hubiera cruzado jamás, con gente que tiene el alma llena de curitas para repartir.

La gente herida que pudo aceptar su dolor sin transformarlo en rencor ama distinto. Siente distinto. Abraza distinto. Mira distinto.

Su corazón da lo que necesita que le den.

Solamente quién asumió su falta, está con la mano tendida para dar lo que el otro necesita. Porque sabe. Porque entiende. Porque lo vivió. Son creadores de un mundo donde las puertas siempre están abiertas. Me gusta ese mundo.

Viéndolo así, romperse es todo un privilegio.

Lorena Pronsky

Es octubre, parece que viene un hermoso mes. Es una mañana lluviosa en el barrio Galerías, en Bogotá. El parque de Santa Marta, que queda al frente al apartamento donde vivo, recibe de nuevo a cientos de personas que asisten a la misa. Es un día lleno de vendedores, frutas, estatuillas, camándulas y toda una romería hace que parezca un día de fiesta.

Llevo varios días sintiéndome muy bien, la inflamación se ha ido bastante y hace mucho que mi mandíbula no se inflama. Eso me ha permitido comer, tomar, disfrutar el alimento y subir un poco de peso. No tengo muchas ganas aún de vestirme con ropa bonita o de pararme derecho. Sé que, aunque el dolor se haya ido en la mayoría de las partes de mi cuerpo, hay unas que todavía duelen de ser movidas o estiradas. Sin embargo, esta mañana tan lluviosa, anima a algo...

Recuerdo que aún con miedo, decido empezar a bajar los pisos del apartamento donde vivo, muy despacio se empiezan a desentumecer mis pies y mis piernas, como si le estuviera dando una bienvenida a alguien nuevo. Por supuesto, voy con los mismos tenis de siempre, aquellos grises, confiada de que, si en algún momento lo necesito, estos se moverán de manera mágica y no me van a dejar varada. Y entonces llego a la puerta y decido empezar a caminar de nuevo... muy despacio, casi recordando como era, pongo el pie sin saber bien como era que se hacía esto de caminar, la calle 51 es mi testigo, el piso está mojado, pero hay una confianza en mí de que el camino sigue dándome resultados diferentes. Empiezo a caminar y a sentir de nuevo eso que hacía mucho, mucho, muchos meses no sentía, a sentirme libre, a sentir que, aunque despacio, me puedo empezar a desplazar. Empiezo de nuevo a ver que esa sanación que adentro había empezado a sentir se empieza a ver afuera.

Y entonces ya puedo peinarme, agarrarme el cabello, acomodarme mientras camino. Ya puedo subir los brazos. Ya puedo doblar la rodilla, ya puedo girar los tobillos, ¡ya puedo comer!, Ya puedo empezar a sentir el sol dentro de mí, aunque afuera esté lluvioso.

Ese día comprendo que ya no hay vuelta atrás. ¿Qué he aprendido? A despertar mi poder de autosanación, ese mismo poder que habita en ti, ese mismo poder que hoy hace que tengamos la posibilidad de cerrar una herida sin tener que ordenárselo de manera consciente al cuerpo, ese mismo que hoy hace que nos curemos de un resfriado o que nos defendamos de cualquier alérgeno, ese mismo poder de autosanación que habitaba en mí y que despertaba conscientemente ese día habita en ti, ese mismo poder de autosanación que ese día me permitía estar caminando por solo dos cuadras, una cuadra de ida y una cuadra de vuelta que para alguien podría significar muy poco, para mí significaba uno de los logros más grandes, significaba que pudiera tal vez volver a la universidad y graduarme, y caminar por ese auditorio León de Greiff y mostrarle a papá mi diploma de Química Farmacéutica.

Luego de ese día, sé que el camino no termina y como tengo que ser y comportarme como quiero ser y comportarme en quien quiero convertirme, y quiero convertirme en una persona sana, continuo el camino de alimentarme bien, de enfocarme en lo que sí quiero, de no nombrar la enfermedad, de no etiquetarme ni dejar que nadie lo hiciera, de hacerme cada día más responsable de mi proceso de sanación.

Y si, logró graduarme y caminar hasta donde esta papá para mostrarle mi diploma de alquimista. Y por supuesto que tengo que seguir moviéndome. El yoga empieza a reemplazar las terapias de fisioterapia. Eso me ayuda a fortalecer muchos músculos y muchas articulaciones que llevan mucho tiempo quietas, de manera suave empiezo a mover partes de mi cuerpo que llevan mucho tiempo completamente quietas.

En febrero 11 del 2011, conozco uno de los elementos más hermosos que me ha cambiado la vida: el casino. Un baile cubano que tiene su base en aprender a caminar, así como lo oyes, la base es saber caminar bailando para desplazarte de una pareja a otra. Por supuesto, en mi cabeza empiezan las limitaciones de si sabré hacerlo, de si seré capaz, y el temor de que me mi cuerpo me falle. A pesar de todo ello, me enamoro de ese baile y decido inscribirme a estudiar Casino. Y entonces pasan cada uno de los niveles y aunque los primeros son bastante dolorosos y arduos empiezo a aprender a caminar mediante el casino. Empiezo a aprender a mover de nuevo esos pies, esas piernas. Empiezo de nuevo a confiar en mi cuerpo.

Venía un reto grande, la graduación y los "tacones". Ya había aprendido a bailar. Mi cuerpo ya era más activo, se movía mejor. Ya estaba caminando mejor, ya podía usar otro par de zapatos diferente a los tenis grises de siempre. Y entonces un día frente a todo un auditorio también me gradué de bailadora avanzada de casino, bailando una canción preciosa, con vestido verde, una flor en la cabeza y unos tacones hermosos que aún conservo. Logré graduarme en un baile hermoso, con unos compañeros maravillosos que me enseñaron sobre todo que sola no puedo y que es más bonito caminar en conjunto y bailar en conjunto, y bailar y sanar pidiendo ayuda.

Uno de los días más hermosos después de toda esa graduación ocurre en un abril, un día 11 también, he decidido asistir a mi consulta de control con uno de los médicos alternativos que hoy acompañan mi camino. Él me pide exámenes, exámenes que hace mucho no me hago sobre mis marcadores en el tema autoinmune, entonces, decido hacerlo con mucho temor y con mucho miedo de que tal vez los exámenes y los indicadores digan una verdad a la que me estoy negando o tal vez una mentira que me estoy creyendo sobre mi salud. Ese día, abril 11, mirando los exámenes, el médico me dice que soy no reactiva o en otras palabras que estoy sana, que me logrado sanar y que los marcadores y el diagnóstico así lo están asegurando: no hay rastro alguno de algo autoinmune en mí.

Podría decirte que ahí termina este proceso de sanación. Sin embargo, tú sabes que no es así, que sigo avanzando, sigo sanando y sigo agradeciendo este camino y confiando en seguirme alimentando de todas las mejores formas posibles. Todos los rituales que te señalé en este libro los sigo repitiendo diariamente.

¿Pero entonces todo mi camino traería un para que mas grande, un propósito más grande?

Hacia febrero de 2017 fui invitada por una de las líderes de una red de mercadeo de la cual hacía parte a contar mi historia. Por supuesto, hasta ese momento, tal vez solo cinco personas cercanas la conocían. No quería contarle a nadie esa historia tan triste de una mujer que ahora se veía tan sana. ¿Para qué repetir de nuevo el camino, sus senderos de dolor? Bueno, algo dentro de mí me impulso a decir que sí, y ese día de febrero del 2017 le conté mi historia por primera vez a más de 100 personas. Por primera vez les expliqué que había un poder de autosanación infinito dentro de cada uno, que una palabra como in-curable solo podría significar curable desde adentro. Incurable solo significaba que la respuesta estaba en otro lugar. Incurable solo significaba que había que mirar hacia donde la medicina alopática, la medicina tradicional occidental, y la ciencia del momento, no había mirado. Es allí cuando empiezo a entender que hay un propósito más grande.

Entonces pidiendo señales empiezo a encontrar la manera de ayudar a las personas. Y entonces, a mi oficina de consultoría farmacéutica, empiezan a llegar personas que no llegan a preguntarme por temas farmacéuticos, llegan a preguntarme como sanar sus temas autoinmunes, como sanar síntomas que nadie les ha podido explicar, y a preguntarme por causas emocionales que tal vez pueda plantearles. Solo las escucho y las guio parcialmente, sin embargo, veo que las personas empiezan a sanar y empiezan a recuperar parte de sus vidas. Es así como decido estudiar descodificación biológica y empezar a encontrar propósito a mi historia, a mi enfermedad, empezar desde la coherencia, enseñarles a las personas a transitar ese camino lo mejor posible, a entender que un diagnóstico es solo eso, un diagnóstico y que la manera como yo lo tome determinará el resultado de ese síntoma, a enseñarles que hacerse responsables de su salud, el acto de mayor valentía que pueden hacer.

Uno de los procesos de mayor verificación de mi sanación en este camino es haber podido subir al Nevado del Cocuy en Boyacá. Primero, en la ruta del Ritacuba Blanco, donde piso la nieve de la mano de papá para corroborar que mis pies sí podían llegar a muchísimos lugares majestuosos como este. Después, varios años después, vuelvo a subir al Cocuy por segunda vez en un trayecto más largo, el de la laguna Grande de la Sierra, un trayecto de más de doce horas que subo y bajo completamente a pie, con la certeza de lograr de nuevo que mi cuerpo siga avanzando y mis pies sigan sanando con la certeza de que, además de subir montañas, seguiría bailando y caminándome la vida con más fluidez y divirtiéndome mucho más en el camino.

Y como la vida te sigue mostrando el camino, en septiembre del 2019 en mi Universidad Nacional de Colombia, esa que tantos caminos me vio recorrer sin salud, hoy me veía contando mi historia más de 400 personas que estaban queriendo saber sobre el origen emocional de la enfermedad.

Sé que quedan cicatrices y cuando vives un proceso de salud como el que yo viví, hay algunas que pueden servirte para avergonzarte o pueden servirte como trampolín, en mi caso, el dedo anular y el dedo meñique de mi mano derecha son mis cicatrices más grandes. Estos dos dedos no lograron estirarse, al menos aún hasta hoy, y son la razón principal, por la que desconocidos se acercan a mí a preguntarme mi historia, son el puente entre una desconocida y una nueva visión de la enfermedad y la sanación. Nunca sabemos para qué ocurren las cosas, pero esos dedos que tanto juzgué hoy se convierten en las cicatrices más hermosas, visibles, para un mundo al cual yo quería ocultarle mi historia.

No quiero que te vayas, sin recordarte algo que tal vez has detectado y es la base fundamental de todo el escrito. Para sanar el factor fundamental es empezar a amarte de verdad. Y sé que te lo han dicho, pero decir que el amor a sí mismo es la base fundamental es muy diferente a ponerlo en práctica, porque sin lugar a duda es uno de los caminos más difíciles que recorrer. Hoy solo empieza por ponerte en primer lugar en todos los roles que desempeñes en tu vida, y cuando digo en todos, es en todos, aunque afuera la gente lo juzgue, es posible que te tilden de "egoísta", "como has cambiado", "ya no estas para la empresa como antes", "ya no estás para tu familia"... palabras de personas que no lo van a entender, porque no tienen tus pies, ni han andado tu camino. Ahora no valen los sacrificios por otros, no vale ponerte como carne de cañón para salvar a otros, porque si empiezas contigo, y de verdad estas para ti, nutriéndote a ti, y llenando lo que eres, solo así podrás apoyar a otros, y entre ellos tus seres queridos serán los más beneficiados, así ahora no lo entiendan.

Este libro ha sido hecho para ti, no para tu mamá, no para tu hermana, no para tu novio, para tu pareja, para tu hijo, tu hija, tu abuelo, tu abuela, tu tío, tu tía. Este libro está hecho para ti y antes de pretender ayudarlos a ellos, empieza por ti, porque sólo desde lo que tú tienes puedes ser luz para el mundo, solo creando en ti un ser sano en todos los aspectos de la vida. Eso es amarte. No es egoísmo, porque el egoísmo tiene la base de la escasez, el egoísmo trata de acaparar. El amor propio habla sobre la abundancia y la posibilidad de que, si tú estás sano, así mismo, sanarás el mundo, de que, si tú te amas, enseñarás a otros a amarse.

Y si vivimos en un mundo donde cada ser humano se ama y se enfoca en lo que realmente apasiona su alma, el mundo será más agradecido, más apasionado, más solidario, viviremos con seres humanos más felices, seres humanos que viven en propósito y seguramente viviremos en un lugar más armónico, solo si decidimos empezar a poner como prioridad nuestra vida, nuestros sueños, nuestras necesidades, a ponernos en primer lugar y amarnos por encima de todas las circunstancias. Recuerda, cuando sanas tú, sana el mundo. ¡Tienes toda una vida para amarte!

Si te duele la garganta, amate,

si te duele el pecho, amate,

Si te duelen los oídos, amate,

si te duele el estómago, amate,

si te duele las manos, amate,

si te duele la espalda, amate,

si te duelen las piernas, amate,

eres tu propia medicina.

Hoy te invito a que te mires al espejo y mientras te observas, te preguntes, ¿Qué necesitas de mí?

Manifiesto de amor propio.

Soy merecedor(a) de todo lo maravilloso que hay en la tierra, en el cielo, en el mar y en el universo entero.

Creo que todos los caminos que recorro son de crecimiento y transformación para elevar mi potencial a otro nivel.

Confió en cada uno de los pasos que doy, guiada siempre por la fuente creadora y el poder infinito del amor.

Puedo disfrutarme cada instante de mi vida, honrando mi presente y mi historia, y viendo mi futuro con infinita certeza, confiado(a) que siempre obtengo resultados más gratificantes en todas las áreas de mi vida.

Mi potencial de autosanación se expresa cada día de manera más fácil y fluida, cada célula es correspondiente a todo el amor que ahora me expreso de manera constante y armónica.

Amo mi forma de pensar, ya que sostiene mi evolución, expresándose en nuevas y maravillosas experiencias de mi vida.

Mi poder de transformación y adaptación es infinito y se expresa todos los días, en mi cuerpo, en mi mente, en mi alma, y en mi entorno.

Amo la valentía y la comprensión que ahora poseo para salir de mi zona de confort, soltar apegos y atraer a mi vida las correspondencias que me traen bienestar, abundancia, amor, evolución e infinita gratitud.

Siempre expreso la mejor versión de mi en sintonía con mi propósito mayor, siento paz, poder y fluidez de ser quien soy, amo y acepto esta versión llena de nuevas y magnificas creencias sobre mí mismo(a).

Gracias por ser exactamente quien soy, gracias, gracias, gracias.

www.ingramcontent.com/pod-product-compliance
Lightning Source LLC
LaVergne TN
LVHW052049160826
845678LV00015B/3144
* 9 7 9 8 8 0 5 4 8 5 5 9 7 *